Clientes Para Toda La Vida

Cómo Impresionar a sus Clientes

FELICIA BROWN

Otros Títulos y Productos por Felicia Brown

LIBROS EN ESPAÑOL

*Every Touch Marketing: Maneras Gratuitas y Sencillas
de Promocionar su Negocio de Masaje, Spa y Bienestar*
La Princesa del Girasol: Un Cuento de Hadas para Sanarte
La Sabiduría de la Piedra

LIBROS EN INGLES

*Free & Easy Ways to Promote Your Massage, Spa & Wellness Business:
Volumen 1 – Getting Clients (& Keeping Them)*
Reflections of My Heart: A Poetic Journey of Love, Life, Heartbreak & Healing
The Sunflower Princess: A Healing Fairy Tale
Wisdom of the Stone
Coautora de *Thank God I...Volumen 3*

LIBROS ELECTRÓNICOS

How to Get New Clients
Getting Clients to Rebook
Upselling and Upgrading
Retailing for Massage, Spa & Salon Pros
Successful Event Planning Guide

PROGRAMAS DE ESTUDIO A DISTANCIA

Smart Spa Marketing
Every Touch Marketing 6 Week Home Study Course
Every Touch Marketing 12 Week Intensive Home Study Course

CDs

Goal Setting: Create Success for Your Life and Business
Just Breathe: Guided Meditations for Inner Peace

Copyright © 2016 Felicia Brown
Traducción por Ana Desiree Baehr M. y Amuldena Eced
Diseño de la portada por Imran Khan
Retrato de la contraportada por Shad Hills

ISBN: 1537195158
ISBN-13: 978-1537195155

DEDICATORIA

Este libro está dedicado a todas las personas que me han apoyado en mi carrera como masajista terapéutica, y en especial, a mis clientes para toda la vida.

ÍNDICE DE CONTENIDOS

ANTES DE EMPEZAR A LEER…

¡DESCARGUE SUS RECURSOS GRATUITOS…!

Vaya a www.CreatingLifetimeClients.com **y haga clic en la pestaña de "Recursos Gratuitos" para descargar las hojas de trabajo completas y los ejercicios del libro. ¡No necesita ningún código de promoción!** Podrá imprimirlos y usarlos una y otra vez a medida que su negocio crezca y se modifique. ¡Descárguelos ahora para poder usarlos mientras lee!

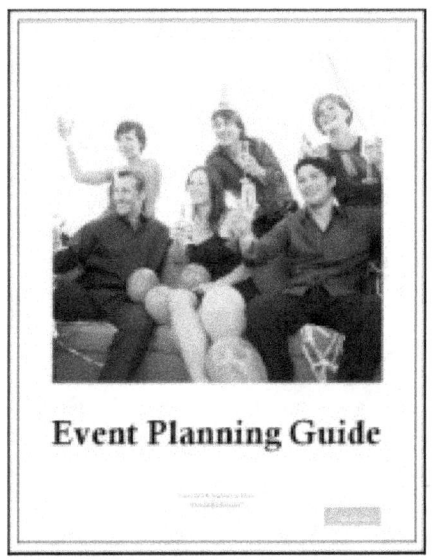

Además, también incluyo varias ofertas especiales y descuentos de compañías y organizaciones relacionadas a la industria de los masajes y los Spas, Y, ADEMÁS, ¡una **Guía Para Planear Eventos GRATIS!** ¡Perfecta para organizar eventos y promociones!

Descripción de la Guía de Eventos: Los eventos que se realizan sin una cuidadosa planificación no atraerán muchos visitantes, no generarán interés en las noticias ni aportarán ventas extra. Esta detallada guía le ayudará a prepararse para organizar un sinnúmero de exitosos eventos en su negocio. ¡Disfrútela! F.B.

AGRADECIMIENTOS

Hay muchas personas, además de la propia autora del libro, que son parte integral del mismo. Posiblemente no pueda nombrar a todos aquellos que me inspiraron o ayudaron en esta particular tarea, pero debo mencionar a algunos en especial, sin los cuales no podría haberlo logrado.

Mi más profundo agradecimiento a Eric Brown, de Upside Brown, por su tutoría que llegó "justo en el momento adecuado", su edición y sobre todo por su apoyo con el fantástico diseño de portada y ayuda gráfica. ¡Estoy muy agradecida de que seas parte de mi mundo!

También un enorme agradecimiento a:

~ Carol Houlihan Brown, también conocida como "Buttercup, la Doula de los Libros" por ayudarme con éste nuevo bebé. ¿Quién habría imaginado que unirse al Club del Libro me llevaría a una gran amistad y a otros proyectos?

~ Mi buen amigo Shad Hills, por la increíble foto de contraportada. ¡Me sigue gustando!

~ Todos los que me han invitado en los últimos años a enseñar y hablar por todos los Estados Unidos, Canadá y otros lugares. ¡Ha sido increíble! Un agradecimiento especial a mis colegas de Performance Health/Bon Vital, especialmente a Lynda Solien-Wolfe y Marshall Daneke, por apoyarme en muchos de estos eventos. Me han surgido innumerables ideas e inspiraciones al trabajar con vosotros.

~ Mis compañeros conferenciantes, que ahora además son mis amigos: Angie Dubis, Joanna y Jesse Godwin, Tina Allen y Shad Hills, Tammy Moody, Dennis Buckley, Melanie Hayden y Scott Dartnall, Lorna Pascinato, Mónica Forchelli y Robyn Green, Angie Patrick.

~ Los lectores de mis blogs y libros y mis alumnos y clientes de todo el mundo: me alienta saber que algo que dije, escribí o hice les ha ayudado de alguna manera. El tocar sus vidas positivamente es la razón por la que escribo, enseño y hablo. ¡Gracias!

~ Mi equipo y familia de A to Zen: el compromiso y el amor que ponéis en vuestro trabajo y clientes no es sólo un placer, sino además es una afirmación vital de por qué A to Zen existe y florece. Vuestra presencia en A Zen, fugaz o a largo plazo, ha añadido un sabor especial a la "sopa de piedra" de mi carrera y vida. Os agradezco a cada uno de vosotros que confiarais en mí y que me ayudarais a crear el mejor Spa en Greensboro, Carolina del Norte. ¡Os AMO!

~ Mi ex equipo y familia por siempre de Stonehaven Masaje & Spa: el tiempo que pasamos juntos fue un regalo enorme y curó mi espíritu de maneras en las que no podríais ni imaginaros. Juntos hemos logrado mucho, y es emocionante ver cómo seguís floreciendo. Os amo y aprecio a todos, por vuestro papel en mi vida, en mi crecimiento y en mi sanación.

~ Algunos clientes especiales y amigos, los que han estado conmigo toda mi carrera y con los que hemos conectado de inmediato, como si nos conociéramos desde siempre: Seymour y Carol Levin, Len y Judy White, Irwin & Judy Smallwood, Frank y Nancy Brenner, Marti y Robin Tyler, Mary Marr & Freddy Johnson, Alan Irvin, Lou Pollock, Cindy Nordstrom, Fred Howes y Janice Smith. Gracias por creer en mí y hacer de mi trabajo algo agradable y lleno de satisfacciones diarias.

~ Mis mejores amigos, Susan Price, James Moore, Sharon Swift, Cathy y Bailey Jordan, Jed Corman, y todo el "viejo" equipo de Jaycee/MUSEPers.

Por último, gracias a mi esposo, David, por su continuo amor, apoyo incondicional y aceptación de todo lo que soy. Me siento sumamente afortunada de contar contigo como mi amigo y compañero de vida.

Namaste a todos.

Felicia

1.- INTRODUCCIÓN

¿Sabía que sólo hay tres formas de hacer crecer un negocio? Yo tampoco, hasta hace unos años cuando estaba asistiendo a una clase sobre el tema que impartía otro instructor. Antes de ese momento pensaba que había innumerables maneras de hacer crecer un negocio. Por ejemplo: repartir mis tarjetas de presentación donde quiera que fuera, hacer demostraciones gratuitas o charlas para los grupos de la comunidad, trabajar con la publicidad local, asistir a reuniones… y la lista sigue y sigue o, por lo menos, así pensaba yo.

Sin embargo, independientemente de cuántas iniciativas diferentes emplee para hacer crecer su negocio o sus ventas, y tal y como mi colega educador dijo, hay tres métodos principales para hacer crecer cualquier negocio. Las diversas actividades que he mencionado anteriormente son simplemente maneras de lograr uno, dos o los tres resultados mencionados.

¿Sabe cuáles son esas tres maneras? Redoble de tambores por favor…

1) **Atraer más clientes nuevos**

2) **Lograr que cada cliente regrese o que nos visite más a menudo**

3) Vender más a cada cliente en cada visita o compra

Suena bastante sencillo, ¿verdad?

La primera estrategia - **conseguir más clientes nuevos** – es la más obvia, y es en donde la mayoría de la gente centra la mayor parte de sus esfuerzos de marketing. Puede lograrse a través de muchas formas que incluirían las sugerencias anteriores, así como pedir que nos recomienden, ofrecer regalos, usar las redes sociales o crear promociones divertidas. (Vea mi primer libro, *Formas Fáciles y Económicas de Promover su Negocio de Masajes, Spa y Bienestar* para obtener algunas ideas de bajo costo).

Por sí mismos, la publicidad pagada y el marketing básico puede ayudarle a ponerse en contacto con nuevos clientes. Sin embargo, hay muchas personas que dudarán en probar algo nuevo, especialmente en la "delicada" área de los servicios personales, porque tienen miedo de no obtener lo que quieren o necesitan y entonces sentir que han perdido tiempo o dinero. Para eliminar la frontera entre ese miedo y sus servicios, a menudo es necesario un aliciente atractivo (y a veces costoso). Aunque poseen potencial para lograr un gran número de nuevos clientes, estos incentivos pueden causar estragos en una pequeña empresa si no se planean y ejecutan correctamente.

La cuestión es que tratar de buscar, alcanzar y atraer a nuevos clientes, a menudo requiere de una fuerte inversión de algún tipo. Para conseguir que un nuevo cliente gaste dinero en un negocio que nunca ha probado se requiere mucho tiempo, dinero y esfuerzo. Retener a los clientes y convertirlos en clientes para toda la vida reducirá los costos de crecimiento de su empresa y devolverá el dinero a su bolsillo, donde pertenece.

De hecho, lo que puede ser más importante aún que *conseguir nuevos clientes* es *mantenerlos*. Como empresario o profesional del masaje, la segunda estrategia que necesita usar es la de

retener a todos los clientes después de su visita inicial y alentarlos a hacer negocios con usted más a menudo. Es imaginable que usted desee que cada nuevo cliente regrese a por sus productos y servicios y, con suerte, lo haga más de una o dos veces al año.

Curiosamente, muchos profesionales hablan de sus habilidades en la retención de clientes porque ven a los mismos clientes una y otra vez durante el curso de su relación a largo plazo. Sin embargo, estos mismos profesionales no se concentran en cómo llegar a los leales clientes que han retenido para que hagan compras *más a menudo*. Ambas cuestiones son importantes en la creación de un balance de cuentas cada vez mejor.

Por último, la tercera estrategia para hacer crecer un negocio: **vender más a cada cliente en cada visita.** En un negocio basado en las citas, como lo es una clínica de masaje, salón o spa, esto puede hacerse fácilmente con las mejoras de servicio y ventas adicionales, como agregar tiempo extra a una sesión, proporcionar un servicio adicional o vender productos al por menor. En un negocio basado en impartir clases o talleres, esto podría consistir en ofrecer lecciones privadas o reuniones, entrenamiento personal u otras clases, así como sugerir productos para mejorar la experiencia en la clase (o después de ésta).

Incluso un plan VIP o una mejora de la membresía de sus clientes puede tener impacto en sus ventas totales. Hay muchas cosas que puede hacer para conseguir que sus clientes gasten más en cada visita que hagan a su negocio. Independientemente de cómo lo haga, si usted consigue que sus clientes se dejen un poco más de dinero cada vez, estará haciendo crecer sus ingresos sin tener que atraer a más clientes.

Aunque todas estas estrategias son vitales para que un negocio prospere, este libro se centrará en el primer y segundo puntos: atraer a nuevos clientes y convertir a esos nuevos clientes en clientes para toda la vida que regresan una y otra vez, día tras día, mes tras mes, año tras año. Los clientes que vuelven regularmente a concertar una cita (y a quienes cariñosamente llamo los clientes del "pan y la mantequilla") son en los que realmente queremos concentrar nuestros esfuerzos, para encontrar más de ellos y mantenerlos.

Retener a sus clientes le ayuda a ahorrar tiempo, dinero, energía y esfuerzo. Los estudios muestran que supone de cinco a diez veces la misma inversión (de tiempo, dinero, energía y esfuerzo) para lograr que un nuevo cliente pruebe su negocio por primera vez que para hacerlos volver. En otras palabras, una vez que ha hecho un buen trabajo para alguien, ha establecido las bases para el factor "los conozco, disfruto con ellos y confío en ellos", lo que hace que sea mucho más sencillo establecer futuras relaciones comerciales con ellos.

Al retener a los clientes y crear relaciones a largo plazo con ellos también se crea un negocio más estable y predecible. Esto es muy importante, no sólo desde el punto de vista de la relación o el buen entendimiento, sino también es importante desde el punto de vista de la previsión de ingresos. Cuando usted mira su agenda y sabe cuántas citas definitivas tendrá cada semana, puede comenzar a esbozar una planificación de sus finanzas, sabiendo los ingresos de que dispondrá y pudiendo determinar más efectivamente cuáles serán los objetivos de las siguientes campañas de marketing.

Cuando usted retiene a sus clientes, tiene una mejor oportunidad de ofrecerles mejores resultados. Mediante el desarrollo del vínculo que se presenta en las relaciones a largo plazo, los clientes tienen más fe y confianza en todo lo que usted hace. Será más probable que sigan sus sugerencias sobre su cuidado en casa, tratamientos adicionales, visitas o referencias externas que les ayudarán a alcanzan sus metas. Así, es más probable que mejoren más rápido o que se sientan mejor más a menudo, y eso hará que se conviertan en clientes más felices.

Clientes Para Toda La Vida ~ Felicia Brown

Es importante entender que no todos los clientes van a ser clientes para toda la vida, ni usted querrá que lo sean. Antes de comenzar a buscar las formas en las que puede crear relaciones a largo plazo o para toda la vida con los consumidores de sus masajes, comience por obtener una imagen más clara de sus clientes IDEALES. Aquí hay tres cosas CLAVE que debe considerar:

1) ¿Quién se beneficiará más de los servicios que usted ofrece?

2) ¿Qué condiciones y problemas trata y resuelve usted con excelencia?

3) ¿Qué características o cualidades poseen las personas con las que USTED disfruta trabajando?

Una vez que determine quiénes serán sus clientes para toda la vida, no sólo se hará una idea mejor de a quién dirigir su publicidad, sino que además comenzará a descubrir las oportunidades para llegar a ellos. Obviamente, encontrar a estas personas es sólo la mitad del trabajo. También tendrá que satisfacer sus necesidades y conseguir que vuelvan. Esfuércese por ofrecer los resultados que sus clientes ideales esperan, además de ofrecerles un alto valor y una experiencia positiva que no puedan obtener en ningún otro lugar. De esa manera preparará el camino para una saludable relación a largo plazo.

En definitiva, mantener a los clientes para toda la vida no tiene que ver sólo con sus ingresos. Se trata también de proporcionarles aquello que necesitan y desean para que se sientan felices con la relación y con ellos mismos. Asimismo, se trata de crear satisfacción, estabilidad y alegría en su carrera como profesional lo cual, al menos en mi experiencia, se traduce en éxito para toda la vida.

En los próximos capítulos estudiaremos más profundamente el camino que hay que recorrer para que pueda encontrar a sus ¡clientes para toda la vida!

"A menudo subestimamos el poder de una caricia, una sonrisa, una palabra amable, un oído atento, un cumplido sincero o el más sencillo de los gestos de cariño. Cada uno de ellos tiene el potencial de cambiar una vida."

~ Leo Buscaglia

2.- ATRAER NUEVOS CLIENTES

Todas las empresas necesitan tener un flujo constante de clientes nuevos. No importa lo bueno que usted sea en lo que hace, la deserción de clientes debido a los cambios de vida o trabajo es una realidad. Las personas cambian de casa y de ciudad, enferman, cambian carreras, forman una familia, se jubilan y mueren. Sus necesidades, metas y prioridades cambian de igual manera, dejando a menudo espacios vacíos en nuestras agendas y calendarios. Por lo tanto, la mayoría de profesionales necesitan atraer a nuevos clientes a sus negocios mientras éstos permanezcan abiertos.

Curiosamente, durante mis años como educadora y coach de marketing, una de las preguntas más comunes que escuchaba era "¿Qué puedo hacer para conseguir más clientes, Felicia?"

Lo escuchaba tanto de nuevos profesionales como de experimentados comerciantes. Algunas empresas se quedan atrapadas centrándose sólo en atraer a nuevos clientes, tal vez porque parece más emocionante o lógico para ellos.

Aunque mi norma estándar es enfocar el 80% del marketing a los clientes actuales y pasados y sólo el 20% a los nuevos, sé que algunos propietarios invierten la mayor parte del tiempo de desarrollo de su negocio, dinero y energía en conseguir nuevos clientes. Y es bueno encontrar distintas formas de atraer gente nueva a su negocio.

Sin embargo, si su negocio está lleno de nuevos clientes y sólo tiene unos pocos que regresan, es muestra de que está trabajando mucho más duro que aquellos que tienen clientes más establecidos o que repiten. (Y, honestamente, es probable que necesite revisar el nivel de servicio, atención y valor que proporciona, para determinar por qué la gente no está volviendo).

> **"Retener a un cliente demanda la misma habilidad que el adquirir un cliente nuevo."**
>
> ~ Proverbio Americano

Lo importante es entender esto: que los clientes vuelvan y se conviertan en clientes que repiten es <u>mucho más rentable</u> a largo plazo que sólo trabajar con clientes nuevos. Si nos fijamos en la cantidad de tiempo, dinero y energía que se necesita para traer a alguien nuevo a su negocio, es mucho, mucho más alta (de cinco a diez veces más, según algunos estudios) que la que se necesita para retener a un cliente existente.

¿Por qué hay un coste considerablemente más alto para conseguir nuevos clientes? Hay un número de razones, empezando por el simple hecho de que ¡no saben de usted hasta que saben de usted!

Al ser usted un completo desconocido, aún no ha alcanzado el Fondo de la Conciencia (FDC) de su potencial cliente cuando éste piensa en los servicios que usted ofrece.

Para alcanzar este nivel más profundo de la conciencia, podría usted gastar cientos, si no miles, de dólares en una llamativa pero muy costosa publicidad en revistas, periódicos, televisión y emisoras de radio locales, así como otros muchos emplazamientos, todo para tratar de conseguir que los nuevos potenciales clientes descubran su negocio y lo que allí se ofrece. **Este tipo de marketing tiene un alto costo.**

También puede pasar incontables horas trabajando en las redes sociales, ofreciendo demostraciones gratuitas, haciendo voluntariado y educando al público para que se muevan del FDC al CDC (Centro de la Conciencia). Estos esfuerzos, sin duda alguna, ayudan a agregar un factor de *conozco, disfruto y confío*, mejor de lo que cualquier campaña publicitaria jamás pudiera lograr. Sin embargo, pueden representar una gran inversión de sus recursos sólo para conectar con clientes potenciales de tal manera que realmente se sientan lo suficientemente cómodos como para probarlo. En otras palabras, **este tipo de marketing tiene un alto coste personal de inversión/tiempo.**

Otra opción es proporcionar algún tipo de incentivos, tal vez un extra gratuito, un buen descuento o un obsequio con su primera visita, para que la gente pruebe y conozca su negocio. Un ejemplo notable de este tipo de promoción son las diferentes ofertas online ofrecidas por terceras empresas. No me referiré específicamente a ninguna de ellas, para evitar posibles problemas, pero probablemente usted esté familiarizado con algunas

Estas empresas basadas en la red promocionan servicios personales como masajes, tratamientos faciales, tratamientos de spa, servicios para el cabello y las uñas, cuidado quiropráctico, acupuntura y una variedad de clases atléticas, membresías y servicios, por un precio muy bajo. La razón de que estas promociones puedan ser tan exitosas es su conexión con una audiencia específica. Así, la oferta correcta tiene el potencial de traer una gran cantidad de caras nuevas a un negocio. Con el atractivo añadido de que no hay un costo efectivo o inicial para el negocio y que además ofrece un bajo riesgo a los consumidores que prueban el negocio, ¡parecen destinados a entenderse!

Esta es una descripción básica de cómo funcionan estas promociones: el dueño del negocio determina qué servicio, paquete de ellos o producto desea promover en el sitio web. A menudo se estructurará la oferta de modo que se ofrezca un ahorro de poco más del 50% del costo normal. (Varios términos de la operación, como la duración de la oferta, caducidades, limitaciones o condiciones e incluso las comisiones, son negociables).

Asumiendo que un masaje o facial típico generalmente cueste $80, y que un cliente potencial sólo tenga que pagar $39 por el servicio, es casi demasiado bueno para que las personas lo dejen pasar por alto. Suena bien, ¿verdad? Sin embargo, esa oferta le cuesta al profesional o propietario del negocio una porción de sus ingresos regulares, tanto por el descuento, como por la cuota que pagan a la empresa promocional. Dependiendo de la empresa y el trato, a veces se le da a la empresa hasta el 50% o más de lo que normalmente harían de cada nuevo cliente que consigan a través de la promoción. **Este tipo de promoción tiene un alto costo de ingreso reducido.**

Lo que a menudo hace que cada uno de estos tipos de promociones de "nuevos clientes" sean aún más caras, es que no se dirigen a los clientes más propensos a ser retenidos.

RESUMEN

Recuerde que es importante entender que no todos los clientes van a ser clientes para toda la vida, ni usted desearía que lo fueran. Antes de empezar a dedicar su tiempo, dinero y energía a atraer a nuevos clientes, empiece por construir una imagen clara de sus Clientes Ideales Para Toda La Vida, que será lo que hagamos en el próximo capítulo.

"Es una certeza humana absoluta que nadie puede conocer su propia belleza o percibir su propio valor hasta que vea su propio reflejo a través de otro gentil y amante ser humano".

~ John Joseph Powell

3.-SUS CLIENTES IDEALES PARA TODA LA VIDA

Cuando usted piense en el término "clientes para toda la vida", considere exactamente con quién le haría mucha ilusión verse, hablar y hacer negocios semana tras semana, mes tras mes, año tras año y el resto de su vida. Todos hemos tenido clientes a los que no nos entusiasmó ver la primera vez y mucho menos las siguientes veces, porque no encajaban bien con nosotros. Eso puede hacer que sus días se vuelvan muy largos, ¿no es así?

Para obtener una imagen más clara de quiénes son sus clientes ideales para toda la vida, es necesario conocerlos y comprenderlos bien. Si no tiene una idea clara de quiénes son, entonces no podrá usted ni atraerlos ni retenerlos.

Estas son las preguntas CLAVE que tiene que responder:

1) ¿Quién se beneficiará más de los productos o servicios que usted ofrece?

2) ¿Qué condiciones y problemas son los que usted puede atender mejor?

3) ¿Cuáles son las características o cualidades que poseen las personas con las que USTED disfruta trabajando?

Es importante tener una visión general de lo que está usted buscando en un cliente para toda la vida. Tómese un momento ahora mismo para hacer una lista. (Recordatorio: para obtener una versión de tamaño completo de este y todos los otros ejercicios en el libro, visite www.CreatingLifetimeClients.com y haga clic en la pestaña de "Recursos Gratuitos" para descargarlos.)

¿Quién se beneficiará más de los servicios que ofrezco?

_____

_____

_____

¿Con qué problemas puedo ayudar o cuáles puedo resolver?

_____

_____

_____

¿Qué cualidades o características poseen las personas con las que me gusta trabajar?

_____

_____

_____

A partir de estas respuestas, quiero que proyecte una imagen clara de su cliente ideal mediante la creación de un personaje. Hágalo mediante un párrafo corto que narre de manera descriptiva cómo sería su cliente ideal. Esto es lo que escribí cuando estaba buscando mis propios clientes para toda la vida para mi negocio de masajes.

Descripción del Cliente Ideal
del Negocio de Masajes de Felicia

Mis Clientes Ideales: son personas inteligentes, agradables y genuinas, con una actitud mental positiva y que disfrutan de la vida, de aprender nuevas cosas y de recibir un masaje excelente. Realmente valoran el recibir un masaje semanal o mensual para reducir su nivel de estrés, disminuir el dolor o simplemente por placer. Son compasivos, comprensivos y leales a aquellos que satisfacen sus necesidades, y se ganan su confianza y su amistad.

A pesar de que mis clientes son, por lo general, personas sanas, desean aprender más sobre los cuidados preventivos y mejorar su bienestar. Mantienen un nivel de actividad física moderada o alta (p. ej.: corren, juegan al golf, al tenis, practican Pilates o yoga) y se dan cuenta de que el trabajo que hago con ellos es parte importante en el mantenimiento de su bienestar y de su salud física. Están comprometidos con su salud y saben que recibir un masaje regular es una parte vital de este compromiso.

Mis clientes ideales viven en un radio de cinco millas de mi local y tienen entre cuarenta y ochenta años de edad. Están bien establecidos en sus carreras como ejecutivos, profesionales o empresarios, se han jubilado o cuidan el hogar y tienen horarios flexibles. Prefirieren acudir a sus citas de 10 de la mañana a 5 de la tarde de lunes a viernes y, ocasionalmente, los sábados.

Mis clientes ideales disfrutan de un poco de conversación y tienen una mentalidad abierta, me consideran una profesional, alguien igual a ellos. También aprecian "la buena vida", los viajes, la buena comida, el vino, los spas, etc., pero conservan los pies en la tierra, son amables, amistosos y generosos. Ofrecen referencias, dan buenas propinas, son puntuales y es muy agradable trabajar con ellos. ¡La mayoría me aprecia tanto como yo a ellos!

Como puede notar, mi descripción es muy específica acerca de lo que estoy buscando en mis nuevos clientes. Había orden dentro de mi desorden. Como inicié mi carrera de terapeuta en 1994, algunos de mis clientes han estado viniendo a verme durante más de veinte años. Son personas increíbles y quiero más clientes como ellos. No quiero que cualquier persona venga a verme de manera arbitraria; quiero trabajar con gente con la que disfrute aproximadamente otros veinte años.

> **"Está usted atendiendo a un cliente, no cumpliendo una sentencia para toda la vida. Aprenda a disfrutar de su trabajo."**
>
> ~Laurie McIntosh

Y en vista de que deseo disfrutar de mi vida cuando no esté trabajando, incluí detalles específicos sobre el horario que prefiero. No soy una persona que disfrute la mañana, por lo que prefiero no tener que estar en mi local desde las ocho y media. Si abro a partir de las 10:00 me da tiempo de levantarme, hacer ejercicio (lo cual es importante para mí) y luego ir al trabajo. Al final del día, a partir de eso de las 6:00 de la tarde, empiezo a sentirme cansada y quiero irme a casa, cenar y salir a pasear a mis perros, así que atender a un cliente después de las 5:00 es un poco tarde para mí.

Nota: Cuando esté creando un calendario, al inicio de su práctica o negocio, probablemente necesitará hacer uno un poco más flexible que el de mi ejemplo. Como profesional bien establecida, tengo la posibilidad de manejar mi horario con un poco más de libertad que alguien que está empezando su negocio. En el inicio de mi práctica estaba disponible desde las 9:00 am hasta las 21:00 de lunes a viernes, y de 9:00am a 18:00 el sábado. Veía a seis clientes al día, seis días a la semana lo hice esto durante varios años. Ahora mis necesidades y metas son diferentes de lo que eran al principio.

Quiero que se ponga en marcha ahora mismo. Utilice las listas que formuló sobre sus clientes ideales y cualesquiera otras ideas que le hayan venido a la mente después de esta lectura para escribir una descripción tan detallada de su Cliente Ideal como sea posible. Piense en todas las características, adjetivos o cualidades de sus clientes preferidos actuales o las que desearía que tuvieran sus clientes futuros. Nota: Puede querer trabajar con diferentes grupos o tipos de personas, lo cual es perfecto. Para ello, realice este ejercicio para cada Cliente Ideal para toda la vida.

MI CLIENTE IDEAL PARA TODA LA VIDA

_____

_____

_____

_____

_____

_____

_____

_____

_____

_____

_____

_____

_____

Su definición de cliente ideal probablemente seguirá evolucionando a medida que lo haga su negocio. Le animo a seguir explorando con quién desea trabajar y por qué y quién es más probable que utilice sus productos o servicios. También podrá ver con más claridad los problemas que sus clientes ideales quieren resolver o las sensaciones que están tratando de lograr.

A medida que defina a sus clientes ideales también comenzará a percibir las cosas que tienen en común. De hecho, si quiere ser proactivo, puede hacerse algunas preguntas más íntimas sobre ellos.

¿Qué hacen juntos? ¿Dónde se ven en uno al otro? ¿En qué localidades viven? ¿A qué clubes pertenecen? ¿En qué escuelas tienen a sus hijos? ¿Qué gimnasio visitan?

Sus clientes ideales son únicos. Si usted quiere llegar a ellos, tendrá que encontrar los lugares especiales a los que van. El entender en dónde "viven" y pasan el tiempo sus clientes ideales le dará bastantes pistas sobre dónde encontrar más como ellos.

Voy a darles un gran ejemplo: tengo muchos clientes de masaje que disfrutan de un buen vino. Beber vino y recibir un masaje son actividades que usualmente no están unidas en una cita real, pero beber un buen vino y relajarse sí van de la mano. Así que aquellos que disfrutan de las cosas buenas de la vida, como hacen mis clientes ideales, aprecian un Cabernet con buen cuerpo tanto como un buen masaje en el músculo de la pantorrilla. Además, algunos de mis clientes ideales frecuentan los mismos bares y bodegas que yo, por lo que se convierten en buenos lugares para encontrar más como ellos. En el siguiente capítulo compartiré un poco más acerca de cómo ha funcionado esta estrategia para mí.

RESUMEN

Una vez determine a quiénes quiere tener como clientes para toda la vida, no sólo tendrá una mejor idea de a qué mercado dirigirse, sino que además comenzará a ver más oportunidades para llegar a ellos. Obviamente, encontrar a estas personas es sólo la mitad del trabajo. También deberá satisfacer sus necesidades y conseguir que vuelvan. Esfuércese por ofrecer los resultados que sus clientes ideales quieren con un alto nivel de calidad y ofrézcales una experiencia positiva que no puedan obtener en ningún otro lugar. Esto le ayudará a preparar el camino para lograr una relación saludable y a largo plazo.

4.- HAGA LO QUE LE GUSTA, PARA TODA LA VIDA

Si usted, como yo, es un terapeuta de masajes o practica las artes curativas, lo más probable es que haya llegado a esta profesión debido a su pasión por hacer que la gente se sienta mejor. De hecho, si usted está ejerciendo cualquier tipo de profesión que proporcione ayuda o servicios de salud, es casi seguro que disfruta ayudando a los demás

> "Todos hemos sido creados para algún trabajo en concreto y el deseo por realizar ese trabajo ha sido puesto en cada corazón."
>
> ~ Rumi

Así, si lo mira bien, la pasión por lo que hace es un factor muy importante de su éxito a largo plazo, así que sería el momento de que se concentrara en qué es exactamente lo que le encanta hacer. Comencemos por tener una definición exacta de lo que es una pasión.

Creo que esta cita de Brian Norris, autor de *Escape Life Sucks Syndrome* (Síndrome de Escape, la Vida Apesta), es perfecta para describir lo que es la pasión.

Dice, "la pasión es un don del espíritu que se combina con la totalidad las experiencias que hemos vivido. Nos dota a cada uno del poder de vivir y comunicar con un desenfrenado entusiasmo". También dice: "La pasión nos permite superar los obstáculos, reales e imaginarios, y ver el mundo como un lugar de potencial infinito".

Quiero que se centre en un par de esas sensaciones. Primero, en la idea del *desenfrenado entusiasmo*. Piense acerca de lo que realmente significa. Un freno es algo que utiliza un caballo, o más bien el propietario de un caballo, para mantener el control del animal. Así que, cuando nos referimos a que algo es desenfrenado, queremos decir que es casi temerario, capaz de correr apasionada y libremente por los campos. Estar desenfrenado significa, en otras palabras, que no está siendo retenido o limitado.

Cuando se trata de crear y hacer crecer un negocio o práctica de éxito, creo que es importante tener una comprensión clara de qué es lo que le hace (o lo que le hará) estar tan entusiasmado que no pueda contenerse, algo que le haga estallar de entusiasmo cuando se despierte por la mañana, simplemente porque está pensando en hacerlo. Ésa es la verdadera pasión.

La otra parte de la cita, que me encanta, trata de superar los obstáculos. Cuando se está realmente apasionado por algo no hay montaña que parezca demasiado alta. Claro que las montañas pueden ser difíciles de subir, pero si algo es verdaderamente importante para usted, usted subirá esa montaña, y probablemente varias más, hasta llegar a la cima. Sentir pasión por algo le permite hacer cosas que no sabía que fueran posibles. Confíe en mí cuando le digo que no sentir pasión por lo que uno hace puede convertirse en un obstáculo paralizante para su negocio y el éxito.

He sido propietaria de varios spas. El primero fue muy exitoso, no inicialmente, sino con el paso del tiempo. Requirió de una enorme inversión de sangre, sudor y lágrimas (y un poco de dinero) para alcanzar el gran éxito que al final obtuvo. Aunque hubo muchos problemas en el camino, debido a que yo sentía una desenfrenada pasión, nada podía detenerme. Le encontraba la solución a cada problema que se atravesaba en mi camino. Pasaba sobre o a través de él, porque era sumamente importante para mí llevar ese negocio a la realidad y hacerlo que tuviera mucho éxito. Estaba dispuesta a hacer lo que fuera necesario, costara lo que costara, porque mi objetivo me apasionaba. Lo deseaba desde el fondo de mi ser y sabía que lo iba a lograr.

Recuerdo cuando hablé con mi casero una vez acerca de por qué él debía darme un espacio tres veces mayor al que yo podía comprometerme a pagar. Yo no tenía el respaldo de un gran inversor o una línea de crédito de un préstamo bancario en el momento, pero debido a mi clara visión y el nivel de desenfrenada pasión que me invadía, le convencí para alquilarme el espacio mayor. Más adelante resolvería el asunto de la financiación. Él sintió mi entusiasmo y rápidamente apoyó mis planes.

Varios años más tarde, después de que nuestras ventas aumentaran a casi 2 millones de dólares al año, vendí el spa. Se había ido mi pasión por hacerlo crecer (así como el placer de poseerlo). Lo había llevado hasta donde quería y me sentía fatigada profesionalmente. Nunca pensé, al menos en el momento en el que entregué mis llaves, que volvería al negocio de los spas otra vez…pero lo hice.

Tres años después de haber vendido mi primer spa se me

presentó la oportunidad de poder abrir otro. A diferencia del primero, que surgió de una profunda pasión por crear mi propia y exitosa empresa, en el segundo spa la fuerza de impulso fue mi deseo de ayudar a un grupo de ex empleados. Querían una nueva oportunidad y me buscaron porque habían disfrutado trabajando para mí. Antes de la gran cantidad de llamadas telefónicas y peticiones de ayuda de este grupo, yo no había considerado abrir otro spa. Había tenido suficiente. Sin embargo, algo me hizo cambiar de opinión, hice una llamada a mi banco y me lancé de cabeza en un nuevo proyecto.

> "La ley del trabajo parece injusta, pero nada puede cambiarla: mientras más disfrute su trabajo, más dinero hará con él"
>
> ~ Mark Twain

Por una parte, parecía una gran oportunidad de crear algo único con gente con la que disfrutaba trabajando. También parecía que el spa haría mucho dinero, así que pensé: "Bueno, es una buena inversión. Voy a hacerlo para ayudarlos y hacer algo de dinero". Lamentablemente no resultó en absoluto como yo lo esperaba.

Mirando hacia atrás, debo decir que hubo una serie de circunstancias que condujeron a la caída. Uno fue el momento, ya que abrimos justo antes de que la economía sufriera un colapso, en 2008. Otro fue un equipo dispuesto y capaz de hacer lo necesario para hacer crecer su propia parcela del negocio. Casi todos los involucrados eran asombrosos profesionales que, para bien o para mal, sólo habían trabajado para mí después de que mi primer spa se hubiera llenado de clientes. Ninguno de ellos tenía la experiencia de hacer crecer un negocio de la nada, ni el temperamento para remontarse entre las olas de incertidumbre que vienen con un nuevo negocio. Yo no vi esto como un problema hasta que fue demasiado tarde.

Sin embargo, la parte más importante que faltaba en el negocio era yo. No tenía la pasión necesaria como para lograr que el spa fuera exitoso. Mi corazón simplemente no estaba allí. Simplemente, ser la propietaria y administrar el spa día a día no era lo que yo quería, así que, después de menos de un año, decidí cerrar ese negocio incluso con las duras repercusiones financieras que esto implicó. Sin embargo, puesto que mi pasión no estaba allí, tan pronto como tomé la decisión de cerrarlo sentí como si me hubieran quitado una tonelada de ladrillos de la espalda.

Ésta es la cuestión: no importa lo grande y buena que sea una oportunidad o lo bien que parezca alinearse todo. Lo más importante es que su corazón esté en cualquier proyecto que usted emprenda y que lo haga por razones que lo recompensen, tanto a usted como a los demás. Si quiere lograr el éxito y la verdadera felicidad tiene que perseguir las cosas que USTED desee.

Y, aun cuando sea sumamente difícil estar en el mundo de los negocios, USTED tiene que tener la energía para que ocurra, para pasar a través, sobre o alrededor de cada obstáculo que encuentre, para tener el desenfrenado entusiasmo que yo tuve. El ignorar esta verdad me enseñó la lección más cara de mi vida y de mis negocios. Sin embargo, esa lección también fue sin duda una de las más valiosas, razón por la cual la comparto con ustedes.

Ahora que ha leído mi historia, quiero que piense un poco en la suya. Le invito a poner un poco de música suave, tal vez aminore un poco las luces y medite brevemente sobre lo que le apasiona.

> "Su trabajo va a llenar una gran parte de su vida y la única manera de sentirse totalmente satisfecho es hacer lo que usted considere que es un gran trabajo y amar lo que hace."
>
> ~ Steve Jobs

Empiece por cerrar los ojos, respire profundamente y trate de poner su mente en blanco. Permita que sus pensamientos y preguntas se alejen por un momento y concéntrese únicamente en su respiración. Respire profundamente otro par de veces y relaje su cuerpo. Sienta cómo su cuello y sus hombros se relajan y sitúese en un lugar de calma y descanso.

Piense en algo que le entusiasme de su trabajo. Deje que su mente divague y observe lo primero que llegue a su mente. Si pudiera hacer cualquier cosa durante el día, ¿qué haría que se sintiera muy entusiasmado por la mañana, haciéndolo saltar de la cama, con muchas ganas de ir a hacerlo? ¿Qué sería tan emocionante que, con sólo pensar en ello, no pudiera dormir o permanecer quieto? Imagínese esta actividad o escena en su mente y asimile o experimente las sensaciones de emoción y anticipación.

Si no logra imaginar qué tendría este efecto en usted, piense en su lugar en algo, un evento o actividad, que le proporcione un profundo nivel de satisfacción. ¿Qué resultados le harían mirar hacia atrás, a los eventos del día, y sentirse realmente bien consigo mismo?

Haga una pausa y simplemente asimile la sensación de lo que es sentirse feliz, satisfecho y emocionado por su trabajo. Termine con un par más de inspiraciones profundas y abra los ojos. Mientras las imágenes y sensaciones aún estén frescos en su mente, tómese unos minutos para anotar los pensamientos e inspiraciones que tuvo durante el ejercicio de meditación.

MI PASIÓN

¿Qué le hace sentirse emocionado al ir a trabajar?

_____

_____

¿Qué le hace sentirse realmente satisfecho, feliz y contento?

_____

_____

¿Qué es lo que más le gusta hacer durante su día?

_____

_____

¿Qué resultados le brindan los más altos niveles de satisfacción y felicidad en su trabajo?

_____

_____

Usted puede seguir teniendo ideas después de registrar los resultados de este ejercicio, por lo que deberá seguir escribiéndolas. Un par de apuntes que puede utilizar para empezar el ejercicio podrían ser:

- ♥ *Me apasiona hacer, tener o ser _____.*

- ♥ *Soy el mejor al proporcionarles _____ a mis clientes.*

♥ *Me encanta hablar con mis clientes/colegas sobre* _____.

Recuerde descargar las hojas de trabajo completas y otros extras en www.CreatingLifetimeClients.com, haciendo clic en "Recursos Gratuitos".

5.- ENCONTRAR A LOS CLIENTES IDEALES

Ahora que ha tenido oportunidad de pensar exactamente QUIÉNES son sus clientes ideales, vamos a ver CÓMO salir a encontrarlos. Contactar con estas personas es de suma importancia, especialmente si desea conservarlas a largo plazo. Una de las cosas más efectivas que puede hacer para encontrar a sus futuros clientes ideales es hablar con sus clientes ideales existentes y pedirles que le recomienden.

> **"El propósito de un negocio es crear clientes que creen clientes."**
>
> **~ SHIV SINGH**

Recomendaciones de Clientes

Si pudiera darle un único consejo sobre cómo crear un programa de recomendaciones exitoso, sería este: **Hágalo simple.**

He trabajado con casi todos mis anteriores clientes de coaching creando o mejorando sus programas de recomendaciones.

Con demasiada frecuencia, lo que han hecho o querido crear ¡es muy complicado! Desde requerir que las personas envíen a varios clientes para obtener cualquier tipo de reconocimiento, hasta ofrecer algún tipo de descuento en escala que cambia con el número de recomendaciones. Estos engorrosos programas son demasiado complicados para que los clientes los entiendan y no querrán participar en ellos. En cambio, le propongo algo muy fácil de explicar y poner en práctica.

Algunos ejemplos:

- *Recomiéndenos a un nuevo cliente y ahorre $5 en su nuevo facial.*

- *¡Invite a un amigo a que nos visite! Después de que venga usted recibirá un crédito de 15minutos para un masaje*

- *Obtenga una sesión de sauna gratuita por cada alumno a quien nos recomiende y quede adherido a nuestro programa de Tai Chi Mensual.*

Al igual que con otros tipos de promociones, también puede extender la oferta especial a la persona a quien su cliente actual le ha recomendado. Ya que esta persona le conocerá a través de esa asociación, no necesita ser un incentivo tan grande como el que podría darle a alguien con quien no tiene relación alguna. *(Nota: como en todas las áreas de negocio, por favor familiarícese con las leyes en cuanto a las recomendaciones en relación con su profesión y área.)*

Cómo usar las tarjetas y los certificados de recomendaciones a clientes:

- Entregue por lo menos tres a cada cliente que vea

- Entréguelas junto con o en lugar de su tarjeta de presentación, en los eventos sociales

- Entréguelas en cualquier lugar en el que interactúe con una persona de ventas o cajero

- Envíelas con sus tarjetas de Navidad u otras festividades

- Inclúyalas con las compras de un cupón o certificado de regalo

- Entréguelas con sus tarjetas de recordatorio de citas

- Entréguelas a los clientes, para que estos las pongan en sus tarjetas de Navidad u otras festividades como un regalo

- Envíelas a los negocios a los que patrocina, para que las incluyan en los sobres de pago de sus empleados o para que las repartan entre sus clientes

- Pídale a otros negocios pequeños que pongan unas cuantas en su caja registradora o donde publiquen información de otros negocios

- Déjelas como parte de su propina cuando salga a comer

- Inclúyalas en sus tarjetas de felicitación de cumpleaños a sus amigos

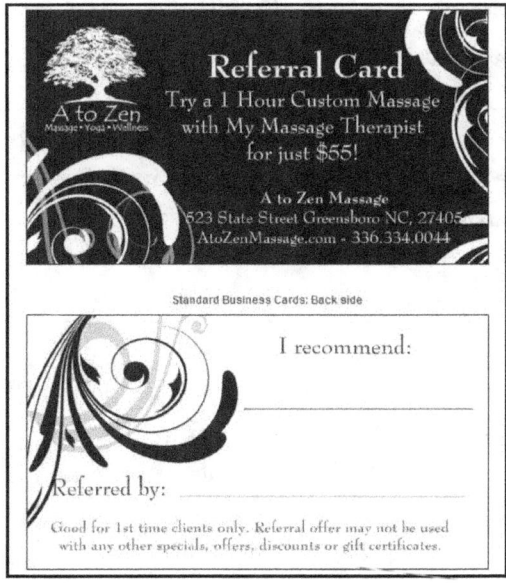

29

Cara

[Tarjeta de recomendación: Pruebe un Masaje Personalizado de 1 Hora con mi Masajista Terapéutica ¡por sólo 55 $!]

Envés

Recomiendo:_____ ; Recomendado por: _____

Válido únicamente para clientes nuevos. La oferta de recomendación no es acumulable a otras ofertas, descuentos especiales o cupones de regalo.]

La anterior tarjeta es la que actualmente utilizamos en mi propio negocio. Para obtener más información sobre recomendaciones y detalles de las promociones más exitosas de recomendaciones que he hecho hasta ahora, revise mi libro *"Maneras Sencillas y Gratuitas de Promocionar su Negocio de Masajes, Spa y Bienestar, en* **Spalutions.com o en EveryTouchMarketing.com.**

Asociación con Profesionales que Recomiendan

Si se ha tomado el tiempo para entender quiénes son sus clientes ideales, sin duda ha descubierto algunos lugares comunes, personas o actividades donde muchos de ellos se conectan o en las que participan regularmente.

> **"Los clientes leales no regresan sencillamente con usted, no sólo le recomiendan, sino que insisten en que sus amigos también le visiten."**
>
> ~ CHIP BELL

Por ejemplo, varios de mis clientes ideales disfrutan, como yo, bebiendo vino. Al final del último capítulo mencioné una pintoresca bodega que me ha satisfecho un doble interés: un lugar para relajarme y para además contactar con alguno de mis clientes ideales. A lo largo de varios años visité esta tienda con algunos amigos que también eran mis clientes. Mis amigos, siendo quienes son, se jactaban de lo buena que yo era como terapeuta de masaje y pronto los propietarios – así como algunos otros amigos – fueron a verme a mí o a los otros terapeutas de mi oficina. Ambos dueños se convirtieron en clientes regulares y adquirían regularmente paquetes de masajes de prepago.

También me recomendaron a otros: personas que estaban en la bodega relajándose al final del día, tal vez hablando de lo estresante que fue para ellos esa semana o comentando que tienen un dolor de cabeza que simplemente no desaparece. Los propietarios escuchaban a sus clientes y siendo el tipo de personas que quieren ofrecerles a sus clientes lo que necesitan, les proponían una variedad de soluciones. Puesto que el vino no va a erradicar el dolor y el estrés de las personas, a menudo sugerían un masaje. Aunque nunca hemos organizado ningún programa específico fuera de nuestro programa de recomendaciones estándar, hemos hecho algunas promociones especiales aquí y allá y valoramos esta relación por el alcance que tiene con nuestros clientes ideales.

Otro profesional que recomienda con el que he trabajado es un local de fisioterapia de la zona. Uno de los fisioterapeutas me envió una carta de presentación de sí mismo y de su negocio. Querían conocerme, ya que buscaban un negocio de terapia de masaje a donde poder enviar a algunos de sus pacientes de fisioterapia para brindarles relajación y alivio del dolor.

Les visité, probé sus servicios (la punción seca en concreto) y conocí a los profesionales de la clínica. También invité a sus empleados a probarnos (vea la *Tarjeta de Nuevo Cliente* en la página siguiente) con un masaje gratuito de 30 minutos. Se presentaron a probar estos masajes, algunos solos y otros con sus cónyuges. Fue un excelente acuerdo para ambas empresas, ¡y las recomendaciones comenzaron a fluir en ambas direcciones!

Algunas empresas que se encuentren en esta área pueden no ser un profesional asociado que recomienda de manera directa como lo son estas dos, pero pueden trabajar con usted bajo otras condiciones. Un ejemplo de esto podría ser un quiropráctico que no disponga de masajista personal. Quizás no deseen recomendar a sus clientes que vayan a otro negocio de masajes, pero tal vez sí estarían dispuestos a compartir un evento con usted.

Un evento perfecto sería un programa o conferencia en la que ambos presentaran temas de interés para un mismo público. O, tal vez, que cada uno entregara cupones o certificados de primera consulta mientras comparten un stand en una feria. (Ver el siguiente un cupón de muestra que he utilizado en situaciones como ésta).

Otro ejemplo podría ser un agente inmobiliario, porque, madre mía, siempre están muy estresados, ¿no es así? Corren de un lado para el otro todo el tiempo, trabajan durante las noches y los fines de semana, tratan con propietarios exigentes y se esmeran en cumplir con toda esa cantidad de detalles que una ni siquiera se imagina, inherentes a su trabajo. Pero también son el contacto perfecto con otros clientes ideales, sobre todo si trabajan en una zona en la que éstos viven. Podría quizás ponerse en contacto con ellos y ofrecerles detalles para los nuevos propietarios de viviendas o para aquellos que recomienden su negocio a potenciales compradores y vendedores.

Cara
["Tensión es quién crees que deberías ser. Relajación es quien eres." Proverbio chino.]

Envés
[¡Cupón de regalo para nuevos clientes! Este cupón es canjeable por 30 minutos adicionales de masaje GRATIS, conjuntamente con un Masaje Personalizado al precio habitual de 30 o 60 minutos.
Para: ___ ; De: ___; Válido hasta: ___
¡Válido únicamente para clientes nuevos! Limitado a uno por persona. Por favor, mencione el cupón al concertar cita. No acumulable a otras ofertas o descuentos especiales. Puede no ser acumulable a descuentos o cupones de terceros.
336.334.0044 www.AtoZenMassage.com ¡Solicite su cita online!]

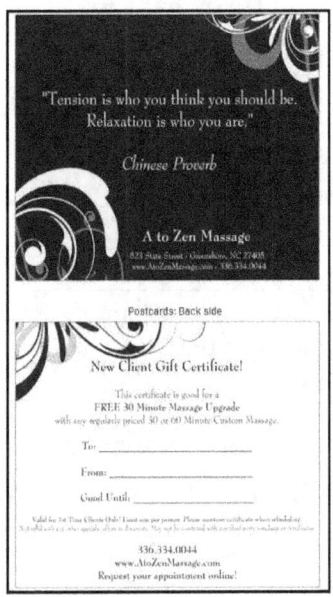

Un ejemplo similar: una de las personas con las que trabajé era un agente de seguros que tenía muchos corredores de bienes raíces como clientes. Como muestra de agradecimiento a los corredores con mayores cuentas, les pagó una tarde de masajes de silla en la propia oficina de cada corredor. A su vez nos presentamos a los demás corredores explicándoles cómo podríamos ayudarles.

Ahora tomemos un momento para tener en claro DÓNDE encontrar a sus clientes ideales para que pueda ponerse en contacto con sus profesionales asociados que recomiendan IDEALES.

¿DÓNDE ESTÁN MIS CLIENTES IDEALES?

¿En qué vecindarios o localidades viven o trabajan sus clientes ideales?

_____

_____

¿Qué negocios hay en esas localidades o vecindarios que podrían resultar ser buenos profesionales asociados que recomiendan? Empiece con aquellos con cuyos servicios y productos existe una conexión obvia.

_____

_____

¿A qué colegios asisten sus hijos?

_____

_____

¿A qué clubs u organizaciones pertenecen?

_____

_____

¿A qué organizaciones de caridad o con qué causas contribuyen o ayudan?

_____

_____

_____

¿En qué otras tiendas compran sus clientes ideales?

_____

_____

¿A qué gimnasios acuden o a qué clubes deportivos pertenecen?

_____

_____

¿Qué deportes practican, ellos o sus hijos?

_____

_____

¿A qué otros profesionales les ha escuchado mencionar? (Piense en entrenadores personales, sastres, quiroprácticos, auditores, etc.)

_____

_____

A medida que vaya respondiendo las preguntas, puede volver a la descripción original de su cliente ideal y agregar más detalles.

Referencias de sus Proveedores

Algo en lo que posiblemente no ha pensado a la hora de establecer contacto con sus clientes ideales es en los productos que utilizan y en trabajar con las empresas de los productos que a estas personas les gustan y que reconocen. Cuando las personas conocen, gustan y confían en un producto debido a los resultados que obtiene, continuarán buscándolo y pondrán un poco de esa misma confianza en los proveedores que las usan.

Un gran ejemplo de este tipo de producto, y que yo utilizo en mi spa, es Biofreeze®. Biofreeze® es un excelente analgésico tópico y tiene un nombre muy reconocido. De hecho, parece que las personas que experimentan algún dolor harán lo que sea por encontrarlo. Tal vez les fue recomendado por un ex profesional de la salud o por un amigo. Lo importante es que es un nombre que recuerdan fácilmente. Afortunadamente, Biofreeze tiene una función de localizador de productos en su página web que puede ayudar a quienes buscan a los distintos profesionales y empresas que lo venden.

(Vaya a www.Biofreeze.com/whereToBuy.aspx para obtener un listado de profesionales que lo distribuyan en su área. Para que lo incluyan en la lista de profesionales que venden Biofreeze, visite http://www.biofreeze.com/page/en/online.aspx).

Muchas líneas de productos hacen esto, especialmente en el mundo del cuidado de la piel, los spas y salones. Si es usted vende un producto difícil de conseguir o que tiene mucha demanda, especialmente si dicho producto les sirve a sus clientes ideales, el aparecer en el servicio de localizador de la marca muy bien podría convertirse en una fuente de captación de clientes nuevos e ideales.

Anunciándose para obtener Clientes Ideales

Por supuesto, puede que usted considere la tradicional publicidad de pago como un medio para alcanzar a sus clientes ideales. En uno de los vecindarios en donde viven mis clientes ideales hay una nueva revista que se edita sólo para los propietarios. Aunque es bastante caro, me anuncio cada mes. Sé que mi anuncio está siendo visto por exactamente quien quiero que lo vea. Dicho esto, debe estudiar cuidadosamente la inversión de cualquier cantidad de dinero en este tipo de marketing.

> **"El objetivo de la marketing es conocer y entender al cliente tan bien, que el producto o servicio le ajuste perfectamente y se venda solo."**
>
> **~ PETER DRUCKER**

Además de los medios impresos, existen innumerables lugares para anunciarse, desde revistas, televisión y radio hasta eventos individuales, patrocinios, cupones impresos y online y muchas otras cosas. Sin embargo, como regla general, creo en la búsqueda de formas de marketing en las que no se necesite gastar cientos y cientos de dólares para hacer publicidad. De hecho, hay muchas otras cosas que podría hacer.

Podría buscar carreras y eventos atléticos si busca atletas, causas y organizaciones de caridad si usted está buscando una población de personas dadivosas o, si desea contactar con personas que padezcan de una cierta condición, busque grupos de apoyo o médicos que los atiendan. Vuelva a las listas que hizo en este capítulo y utilice sus respuestas como una guía potencial de publicidad y comercialización. Utilice la mía, incluida en la página siguiente, para ayudarse a dirigir sus propios anuncios y otros proyectos de marketing.

EJEMPLO: DÓNDE ESTÁN LOS CLIENTES IDEALES DE FELICIA

¿En qué vecindarios o localidades viven o trabajan sus clientes

ideales? Irving Park – *Revista de Irving Park Magazine, correo directo*

¿Qué negocios hay en esas localidades o vecindarios que podrían resultar ser buenos profesionales asociados que recomiendan? (Empiece con aquellos en los que conozca a alguien o donde haya una conexión obvia entre sus servicios y productos)

Salón De Belleza Kallos – *intercambios para paquetes de boda*
Joyería State Street – *certificados de regalo por compras de más de $500*
Pieles Kriegsman– *certificados de regalo por compras de más de $500*
Estudio de Baile – *intercambios con los instructores*
Tiendas Locales– *Publicaciones en Facebook, anuncios compartidos en los periódicos locales.*

¿A qué colegios asisten sus hijos?

St. Pius – *anuncios en el boletín de padres, patrocinar un equipo deportivo*
Escuela Greensboro– *patrocinar eventos de alumnos*

¿A qué clubs u organizaciones pertenecen?

Greensboro Country Club – *terapeuta de masaje en el personal*

¿Con qué organizaciones de caridad o a qué causas contribuye o apoya?

Hospicio – *patrocinar el Triatlón para el Hospicio, asistir a las ferias de salud*
Gremio de la Sinfónica – *anunciarse en el boletín de temporada*

¿En qué otras tiendas compran sus clientes ideales?

EarthFare – *Cartelera de anuncios de la comunidad*

¿A qué gimnasios acuden o a qué clubes deportivos pertenecen?

El Club –*tener un masaje, spa y salón allí mismo*

¿Qué deportes practican, ellos o sus hijos?

Yoga – *ofrezca masajes de silla gratis después de las clases*
Carrera– *patrocine carreras locales, únase al club de corredores*
Golf – *patrocine tiempos de tee en torneos locales, involúcrese en El Primer Tee de la Tríada (organización de golf y caridad local)*

¿A qué otros profesionales les ha escuchado mencionar? (Entrenador personal, sastre, quiropráctico, consejero, etc.)

Joey M. (Entrenador personal) – *Se ha contactado con él anteriormente, ahora tiene un terapeuta de masaje in situ*
Samantha J. (Esteticista) – *se propuso un intercambio pero hubo un potencial conflicto de intereses debido a nuestros esteticistas arrendatarios*
Grace P (Instructor de Pilates) – *acordar una asociación de referidos*
Dr. Byron B (cirujano plástico) – *ofrecer servicios gratuitos (complementarios) al equipo de su oficina, sugerir un precio corporativo para compras en volumen de servicios como regalos para sus clientes*

RESUMEN
Independientemente del tipo de promociones de decida hacer, busque a sus clientes ideales allí donde que se encuentren. Empiece a crear esas recomendaciones y conexiones con las personas que atienden a sus clientes ideales. Probablemente requerirá un poco de investigación por su parte, pero será un paso significativo en la construcción de las recomendaciones para obtener a sus clientes ideales y, créame, ¡realmente vale la pena el esfuerzo!

6.- CREANDO EXPERIENCIAS PARA TODA LA VIDA

En el libro "**Maneras Gratuitas y Sencillas de Promocionar su Negocio de Masaje, Spa y Bienestar**", escribí "el marketing es todo lo que 'toca' a un cliente y lo hace desear visitarle una primera vez, una segunda vez o, tal vez, la última vez". Es cada interacción que tenga con un cliente, ya sea personalmente, a través de su tarjeta de visita, correo de voz, sitio de Internet o de alguna otra manera.

Cuando estamos hablando de atraer y mantener a clientes para toda la vida, es importante comprender por qué vienen a nosotros en primer lugar. Muchas personas piensan que tienen una definición de por qué la gente viene y recibe un masaje o por qué quieren tratamientos faciales o por qué vienen a un spa, pero, esencialmente, es debido a una combinación de razones.

Podría ser porque quieren mejorar su salud y bienestar, disminuir su dolor y malestar o escapar del estrés. Tal vez quieren sentirse restaurados y renovados, desean sentir un poco de paz y tranquilidad y tomarse unas mini vacaciones. En el caso de cuidado de la piel, puede que los clientes tengan cierta preocupación específica acerca de la belleza o el envejecimiento sobre la que buscan información. Y, por el lado del bienestar, puede que deseen sentirse mejor o vivir una vida más sana.

Quiero que piense en la experiencia más agradable que haya tenido en un spa, masaje o en algún otro servicio de bienestar. Ahora tómese un momento para responder estas tres preguntas

¿Qué fue exactamente lo que hizo la experiencia tan especial?

_____

_____

¿Qué es lo que más destacaría acerca de esa experiencia?

_____

_____

¿Por qué quiso volver?

_____

_____

Lo más probable es que de su experiencia favorita destaque sobre todo que el negocio y los profesionales que trabajaban en él le proporcionaron una buena combinación de los RESULTADOS que quería (relajación, mimos, alivio del dolor, etc.) además de ofrecerle una gran experiencia que le hizo SENTIR algo que no ha sentido en otros negocios (se sintió entendido, apreciado, cuidado, seguro, respetado, escuchado, etc.).

Fuera cual fuera la combinación ganadora, no sucedió por accidente y fue probablemente el resultado de un atento y experto profesional o equipo.

Por desgracia, de todas las innumerables veces que he preguntado esto en mis clases por los Estados Unidos y Canadá, muy pocas personas han sido capaces de compartir ejemplos de una perfecta, maravillosa o incluso simplemente memorable experiencia positiva en sus citas de masaje, spa de día o salón. ¿Por qué?

Si no nos hemos comunicado con los clientes correctamente sobre sus necesidades y deseos, así como acerca de los procedimientos generales para las citas, la experiencia puede convertirse fácilmente en algo confuso, abrumador e incluso decepcionante. ¿Cómo se sentiría si no sabe que tiene que desnudarse para su primer masaje o que no debería rasurarse durante una semana o dos antes de poder depilarse la línea del bikini?

Este tipo de sorpresas pueden hacer de una visita al spa, salón o centro de bienestar una experiencia mucho menos agradable y eficaz que lo que el cliente esperaba. Algunas personas terminan sintiéndose frustradas o enojadas. Otras piensan que el precio que pagaron, sin importar cuál haya sido, resultó demasiado caro o no valió la pena. La conclusión es que terminan por sentirse estresadas e infelices porque no les hemos prestado suficiente atención o no nos hemos anticipado a sus necesidades. Como resultado, perdemos su interés y la lealtad antes de que tener siquiera la posibilidad de ganárnosla.

Empezando de la Manera Correcta

Como profesionales que buscamos cultivar compenetración y relaciones a largo plazo con nuestros clientes, querremos satisfacer sus necesidades siempre que sea posible y ofrecerles una experiencia positiva e inolvidable. Para hacer esto y que los clientes no sólo vuelvan, sino que sean fieles a nuestros servicios, debemos empezar por anticipar sus necesidades y deseos incluso antes de que surjan.

Por ejemplo, como mi local puede resultar difícil de encontrar, tan pronto como reservan su cita les envío a los nuevos clientes un correo electrónico con instrucciones específicas y bastante descriptivas de cómo llegar. Para ahorrar tiempo, también les mando un enlace a mi página web donde pueden descargar e imprimir los formularios adecuados, para así poder cumplimentarlos antes de su cita. También envío un recordatorio vía mail a todos los clientes unas 48 horas antes de su cita. Saben que pueden contar con el aviso, por lo que corren menos riesgo de perderla. Ahora mismo todos estos recordatorios están automatizados a través de nuestro software de programación, pero también se pueden hacer manualmente.

Otro ejemplo: tenemos batas en la parte posterior de las puertas de las habitaciones de tratamiento. Si un cliente tiene que levantarse en medio de su sesión por cualquier razón, no tiene que vestirse otra vez.

31+ Puntos de Contacto en un Negocio de Masajes, Spa o Bienestar

Antes de la Cita

1 – Sito Web, Menú y Tarjetas de Presentación

2 – Relaciones Públicas, Marketing y Anuncios

3 – Logo e Imagen

4 – Reputación y Recomendaciones (incluyendo las reseñas online)

5 – Apariencia Exterior y Letreros

6 – Ubicación/Direcciones, Facilidad de Acceso y Aparcamiento

7 – Teléfono y Agenda de Citas

8 – Saludo y Bienvenida

Dentro del Negocio

9 – Áreas de Espera y Venta al Por Menor

10 – Productos Vendidos y Empleados

11 - Tour del Local/Menú

12 – Explicación de los Servicios

13 – Actitud y Bienvenida por parte del Profesional y el Equipo

14 – Habitaciones de Tratamiento(s)

15 –El Servicio en Sí Mismo

16 –Lo Que Sucede en el Servicio

Después de la Cita

17 – Finalizar la Sesión

18 – Pagar la Cuenta

19 –Especiales/Recompensas/Programas

20 – Una Invitación Para que Vuelvan/Hacer Otra Cita

21 – Adiós y Gracias

22 – Marketing Después de la Visita

- Tarjeta de Cumpleaños

- Nota de Agradecimiento

- Descuento por Recomendaciones

- Llamadas de Seguimiento

- Novedades por Correo Electrónico

Operación General

23 – Instalaciones en muy buen estado

24 – Baños y casilleros limpios

25 – Servicios disponibles

- Agua/Té

- Bocadillos/Mentas

- Batas/Sandalias

- Casilleros

- Vapor/Sauna/Jacuzzi

- Wi-Fi

26 – Afluencia de la visita

27 – Uniformes y apariencia del equipo

28 – Algunos extras

- Velas

- Arte

- Flores

- Mesas de Regalo/Detalles/Bocadillos

Recuerdos que Perduran

29 – Tipo de música y nivel de volumen

30 – Esencias y aromas

31 – Regalos para los nuevos clientes

Claramente, hay muchos detalles y "toques" que van a ganarse la lealtad de un cliente para toda la vida. No estar a la altura con cualquiera de ellos puede crear una impresión negativa e incluso perder al cliente y sus futuros referidos.

¿Cómo se siente en cada una de estas áreas? ¿Es lo suficientemente valiente para averiguarlo preguntándole a sus clientes? Vaya a www.CreatingLifetimeClients.com para descargar un folleto gratuito que incluye los **31 Puntos de Contacto con el Cliente** al igual que la siguiente encuesta. Hay una versión completa disponible para que la descargue en la sección de recursos gratuitos del libro en www.CreatingLifetimeClients.com.

Encuesta Para el Cliente

Gracias por completar esta breve encuesta. Por favor rodee tantas opciones como sean necesarias para cada pregunta.

¿Qué es lo que más le gusta de mi negocio?

- ♥ Disponibilidad de citas
- ♥ Horas/Horario
- ♥ Precios
- ♥ Servicios disponibles
- ♥ Ubicación/área
- ♥ Decoración /ambiente
- ♥ Productos usados
- ♥ Productos vendidos
- ♥ Calidad/valor
- ♥ Prontitud en el servicio
- ♥ Certificados de regalo online
- ♥ Posibilidad de hacer citas online
- ♥ Diferentes modos de pago disponibles
- ♥ Diferentes modos de comunicación disponibles
- ♥ La experiencia de los terapeutas
- ♥ Otros (descríbalos a continuación por favor)
- ♥ _____

Comentarios:

_____

_____

¿Qué es lo que menos le gusta (o que siente que podría mejorar) de mi negocio?

- ♥ Disponibilidad de citas
- ♥ Horas/Horario
- ♥ Precios
- ♥ Servicios disponibles
- ♥ Ubicación/área
- ♥ Decoración /ambiente

- ♥ Productos usados
- ♥ Productos vendidos
- ♥ Calidad/valor
- ♥ Prontitud en el servicio
- ♥ Certificados de regalo online
- ♥ Posibilidad de hacer citas online
- ♥ Diferentes modos de pago disponibles
- ♥ Diferentes modos de comunicación disponibles
- ♥ La experiencia de los terapeutas
- ♥ Otros (descríbalos a continuación por favor)

_____

_____

Comentarios:

_____

_____

¿Cómo preferiría que nos comunicáramos con usted?

- ♥ Correo electrónico
- ♥ Por teléfono
- ♥ Mensaje de texto
- ♥ Publicaciones en las redes sociales
- ♥ Correo directo
- ♥ Otro _____

¿Usa usted alguno de los siguientes medios? Y si lo hace, ¿cuál de ellos utiliza con más frecuencia?

- ♥ Facebook
- ♥ Twitter
- ♥ Linked In
- ♥ Pinterest
- ♥ Yelp
- ♥ Instagram
- ♥ Blogs de lectura

♥ Correo electrónico

¿Qué información estaría más interesado en recibir a través de eventos, boletines y redes o páginas sociales? Rodee todas las que corresponda.

*autocuidados para el hogar
*consejos de salud y bienestar
*consejos para pérdida de peso y dietas
*consejos de belleza y cuidados de la piel
*información sobre anti envejecimiento
*información acerca de otros servicios, productos
*temas sobre vida, causas y productos orgánicos y verdes
*otros: _____

¿Estaría usted dispuesto a recomendarme a mí o a mi Spa a otras personas? ¿Por qué?

_____
_____
_____

Si usted está satisfecho con mis servicios, productos y negocio, ¿podría, por favor, compartir conmigo un breve comentario o testimonio sobre su experiencia y lo que disfruta más de mi negocio o servicios?

_____
_____
_____

¿Podemos utilizar sus comentarios como parte de nuestra publicidad?
SI   NO

¿Podemos incluir su nombre junto a sus comentarios? SI   NO

Nombre (Opcional): _____

Dirección de correo electrónico habitual (Opcional): _____

Teléfono de contacto (Opcional): _____

Detalles Especiales

Más allá de las necesidades obvias para el funcionamiento del negocio, existe una enorme cantidad de pequeños y sutiles detalles que pueden crear una indeleble impresión en la mente y el corazón de sus clientes. A continuación, he enumerado algunos de los detalles especiales que he establecido en mi spa y que han ayudado a reforzar las relaciones que tengo con algunos de mis clientes habituales desde hace mucho tiempo:

Hago todo lo posible para que cada uno de mis clientes se sienta especial y querido y me esfuerzo en en ofrecerles los detalles que les gustan a ellos en especial. Una de mis clientas ideales, Judy, adora los caramelos mentolados Wintergreen y siempre procuro que haya muchos a mano cuando nos visita. En cuanto me di cuenta de que a Judy le encantaban estos caramelos empecé a decorar la mesa de masaje con ellos cada vez que entraba. Antes de cada cita, yo (o cualquier otro terapeuta que la atendiera en el spa) decoraba la mesa con caramelos, cada vez con un diferente diseño. Lo hacemos porque Judy los adora y le encanta el esfuerzo que hacemos por complacerla. Ella se ha ganado el apodo de "La Señora Wintergreen" y está encantada con este trato tan especial.

Permítanme compartir una historia rápida de Judy para ilustrar cuán importante son los pequeños detalles: Judy ha visitado mi negocio aproximadamente una vez al mes durante más de 20 años. Además de ser una gran clienta, también es una de esas personas que iluminan el ambiente cuando llegan. Al final del masaje a menudo me dice, "Oh Felicia, ¡ese masaje estuvo de primera!"

Por esto es por lo que me encanta hacer masajes: la retroalimentación positiva y la gratificación instantánea de alabanza que obtengo por haber hecho un buen trabajo De hecho, esa afirmación positiva y regular es parte de lo que hace que Judy sea una de mis clientes ideales. Es un poco embarazoso admitir que parte de la razón por la que todavía me apasiona este negocio es escuchar cuándo hago algo bien, pero es totalmente cierto.

Un día, hace unos años, Judy llegó para recibir su masaje y dijo, "Oh Felicia, he estado esperando este masaje todo el día, por tres razones".

"Vaya, cuéntemelas", le dije, esperando con anticipación y conteniendo el aliento.

Siempre me siento emocionada y entusiasmada de escuchar las agradables palabras de elogio con las que describe lo que hago y lo buena que soy en ello. Tal vez parezca tonto, pero ésa es la verdad.

Y entonces dice: "Número uno, supe que tendrías una botella de agua fría esperándome. He estado muriendo de sed todo el día. Me moría de ganas de llegar y beber algo frío".
Pensé: "Bueno, el agua, hay agua en la mesa de cada cliente que nos visita, y eso no parece ser tan especial. Pero bueno, ¡a Judy le gusta el agua! Y es bueno saberlo. Ahora va a hablar de lo buena que soy".
A continuación, dice: "El número dos, ay Felicia, me encantan esas tarjetas con pensamientos positivos que pones sobre la mesa. Son mis favoritas, en serio que quería ver la mía para saber qué ponía hoy".
Seguía sin decir nada sobre el masaje, pero yo estaba pensando, "¡Grandioso! Le encanta el agua y las tarjetas con los pensamientos positivos. ¡El siguiente cumplido seguramente será sobre mí! "
Así que ahí estoy, esperando, en ascuas, y Judy dice: "El número tres, ¡mis Wintergreen! En serio que hoy quería tomarlos. ¡Tengo tres en mi boca ahora mismo!"

Sorprendida, le comenté: "Eso es genial, Judy. Y dime, ¿el masaje también formaba parte de lo que esperabas?"

Encogiéndose de hombros contestó: "Ah sí, eso también", antes de entrar a la sala de masajes y cerrar la puerta.

La cuestión de esta historia es el cómo las pequeñas cosas hacen que Judy se sienta tan contenta de verme para un masaje. ¿Quién creería que alguien con toneladas de estrés y un montón de dolores se entusiasmaría contándome acerca de sus expectativas de tomar agua fría, leer una tarjeta con un lindo pensamiento y masticar unos cuantos Wintergreen, en lugar de acerca del masaje? Desde luego que yo no y, honestamente, estaba un poco decepcionada de que no me hubiese halagado. Sin embargo, ¡obtuve información realmente valiosa!

> **"Gire su mundo al rededor del de su cliente, y más clientes girarán a su alrededor."**
>
> ~ HEATHER WILLIAMS

Tengo otro cliente que ama los Tootsie Rolls (tofe de chocolate), pero no la versión en miniatura que tenemos en el spa para el resto de los clientes. Tengo una bolsa de los de tamaño normal en mi sala de tratamiento sólo para ella, y nunca olvido poner un par sobre la mesa antes de cada una de sus citas.

No a todos los clientes les gustan los dulces, pero cada uno tiene sus preferencias sobre lo que les gusta durante un masaje y yo tomo notas detalladas acerca de todo. A algunos de mis clientes les gustan las toallas calientes y la aromaterapia. Otros prefieren un lugar fresco y sin sábana cuando llegan. Algunos otros prefieren un cojín bajo sus pies y algunos una almohada. Recordar estos extras y proveerles a mis clientes lo que más les gusta me sirve para diferenciarme de otros terapeutas. Por lo general, son esas pequeñas cosas las que hacen que las personas se conviertan en clientes para toda la vida.

Ahora usted puede estar pensando, "Caramba, Felicia, ¿por qué desearía tratar de manera diferenciada a algunos clientes? ¿No es mejor tratarlos a todos bien, pero de la misma manera?"

Sí y no. Debería atender a todos sus clientes para toda la vida a un mismo nivel, pero de manera individual, siempre que sea posible. Cuando se emplea el pensamiento basado en la relación con los clientes actuales y potenciales para toda la vida contra el pensamiento basado en las citas para clientes ocasionales o de una sola vez, comenzará a actuar de forma un poco diferente. Así que sí, quiero emplear este alto nivel de atención individualizada con todos sus clientes. Cuando se conecta con cada persona a un nivel más profundo al mismo tiempo que se satisfacen sus necesidades, se superan sus expectativas, con lo que es probable que no quieran ver a nadie más que a usted.

A través de mis interacciones y observaciones sé, sin lugar a dudas, que Judy y el resto de mis clientes ideales y habituales tienen cosas concretas que los hacen volver y permanecer como clientes fieles, además de mis habilidades de masaje. No se trata sólo de la técnica. Es importante entender esto, porque muchos profesionales piensan que la razón por la que nuestros clientes nos visitan, incluso nuestros clientes ideales, es el servicio que ofrecemos. Y es cierto, eso es una parte de ello. Somos profesionales y estoy segura de que cada uno de ustedes hace un trabajo increíble con sus habilidades manuales al tratar dolores, estrés y tensión de sus clientes. Pero la verdad es que a menudo son las pequeñas cosas, esos pequeños detalles a los que las demás personas no les prestan atención, lo que realmente consolida su relación con usted a largo plazo.

Consistencia y Seguimiento

Es fácil impresionar a alguien una vez, pero ¿podrá mantener la calidad después de la primera visita? Cuando hablamos de conservación del cliente, especialmente con clientes para toda la vida, no se trata de producir una gran impresión únicamente la primera vez. Se trata de continuar con ese nivel de atención día a día, semana tras semana, para que, cada vez que le vea, esa persona se sienta especial.

Desafortunadamente, es muy fácil dejar de esforzarse con la gente una vez que se la ganó. (Vea la mayoría de los matrimonios y verá lo que quiero decir). Por lo tanto, le animo a pensar en cómo puede sorprender a sus clientes de maneras diversas e inesperadas, no sólo en la mesa o durante su servicio, sino a través de todo su negocio.

> **"Cada contacto que tenemos con un cliente influye en el hecho de que vuelvan o no. Tenemos que ser grandiosos cada vez que los vemos, o los perderemos."**
>
> *~ KEVIN STIRTZ*

Algo que utilizo en mi oficina son estas tarjetas de pensamientos positivos o sanación. En el pasado usaba tarjetas hechas por otros autores como Louise Hay y Wayne Dyer, pero desde hace un par de años decidí redactar las mías. Cada uno tiene una fotografía o ilustración en un lado y un pensamiento positivo, afirmación o una cita en el otro. Cuando mis clientes vienen, hay una tarjeta esperándoles sobre la mesa. Es algo diferente que me distingue y algo que las personas notan. El comentario que recibo más a menudo es "Vaya, ¿eligió esto especialmente?, ¡es perfecto para mí!" Cuando les digo que no las escojo, sino que pongo una tarjeta en la mesa al azar, a menudo se sorprenden de lo bien que encaja con lo que necesitaban escuchar ese día.

A veces lo que más les gusta a las personas es el hecho de que les digo que pueden llevarse la tarjeta cuando terminen. Les gusta que no es simplemente algo que tienen que tratar de recordar, sino que en cambio pueden llevarse como un recordatorio tangible de su masaje y nuestro tiempo juntos.

****

Puede ver ejemplos de las cartas de la baraja que he creado en las páginas siguientes. La mayoría está disponible para su compra en www.Spalutions.com y www.EveryTouchMarketing.com.

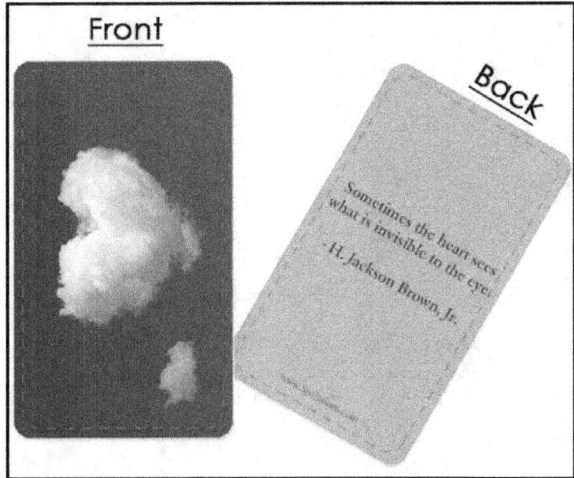

[A veces el corazón ve cosas que son invisibles a los ojos. H. Jackson Brown, Jr. www.Spalutions.com]

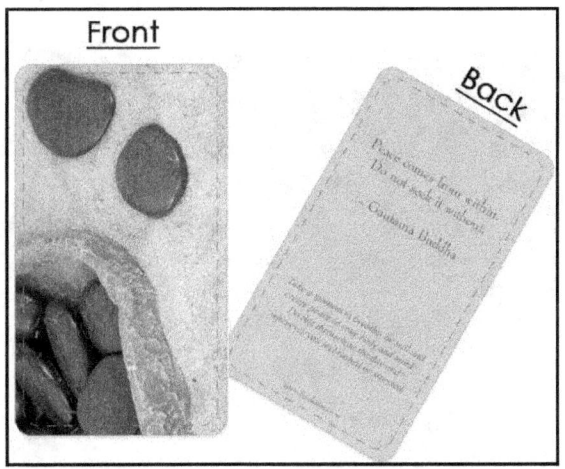

[La paz proviene del interior. No la busques en el exterior.
Gautama Buda

"Tómate un momento para respirar, parar y crear paz en tu cuerpo y en tu mente. Hazlo a lo largo del día y siempre que sientas el apremio o el estrés." www.Spalutions.com]

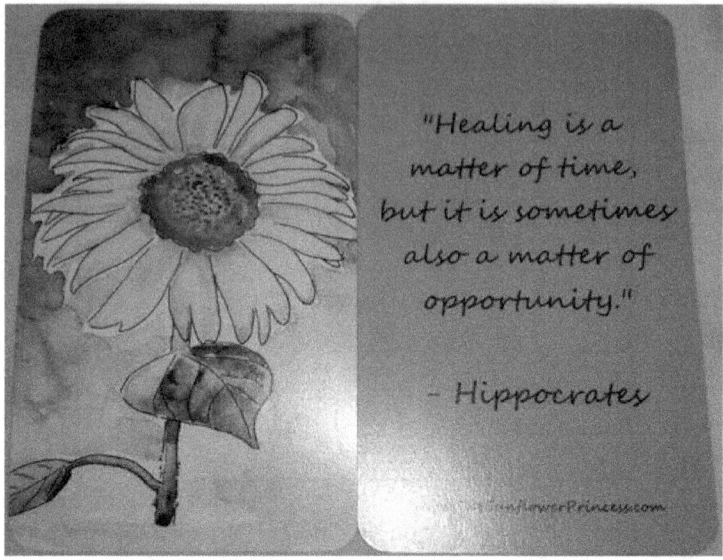

["La curación es cuestión de tiempo, pero a veces también es cuestión de oportunidad." – Hipócrates   www.TheSunFlowerPrincess.com]

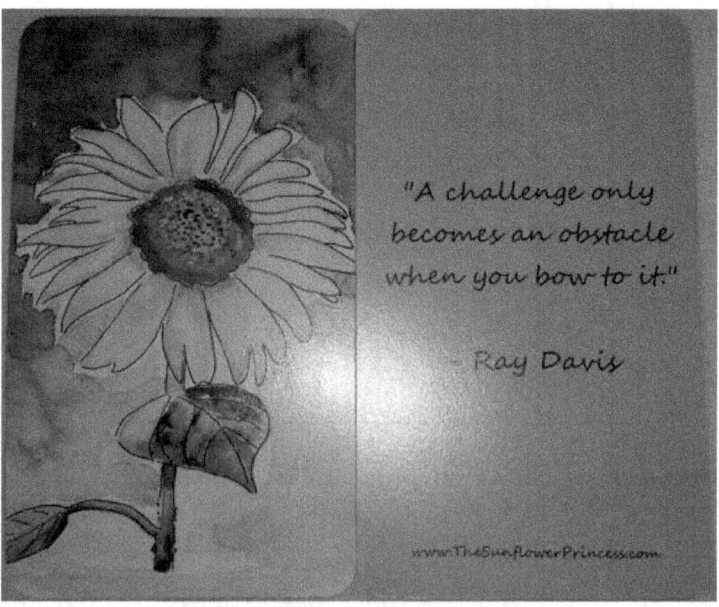

["Un reto sólo se transforma en un obstáculo cuando cedes ante él" - Ray Davis   www.TheSunFlowerPrincess.com]

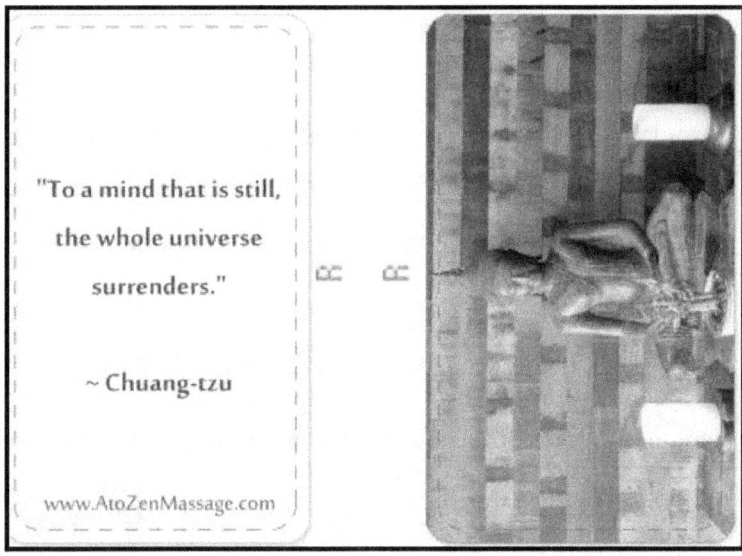

["El universo entero se rinde a una mente serena" ~ Chuang-tzu
www.AToZenMassage.com]

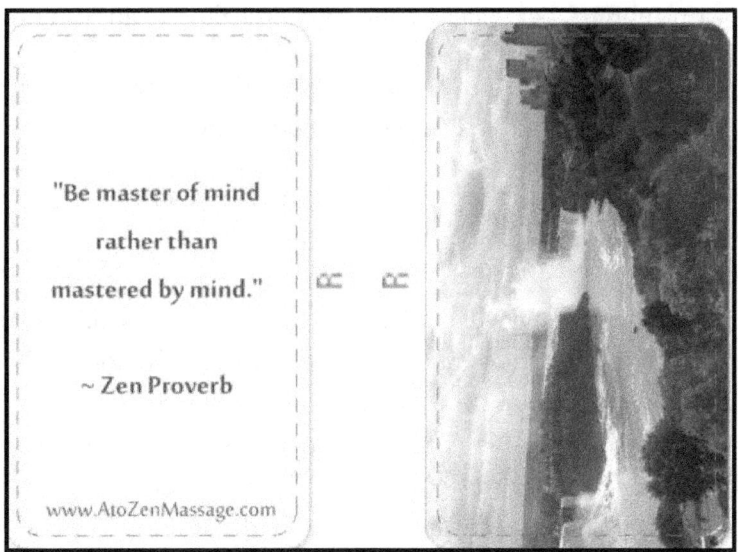

["Domina la mente en lugar de ser dominado por ella" ~ Proverbio
Zen   www.AToZenMassage.com]

Algunas otras cosas que hacemos para que nuestros clientes se sientan especiales y valorados:

- Enviar a cada cliente una nota de agradecimiento escrita a mano después de su primera visita.

- Ofrecerle un regalo de "cliente nuevo", ahora mismo se trata de un jabón orgánico.

- Enviarle un correo electrónico preguntando cómo estuvo su primera experiencia, junto con una invitación a compartir cualquier comentario o sugerencia conmigo directamente.

- Enviarle por su cumpleaños una postal Y ADEMÁS un correo electrónico.

- Enviarle correos electrónicos si no ha acudido al local desde hace más de 6 semanas.

- En febrero, darle a cada cliente un regalo de San Valentín.

- Enviarle correos electrónicos acerca de las ofertas especiales, nuevos servicios, consejos de salud e información en general.

- Llamar a los clientes regulares con citas abiertas y cancelaciones.

La última sugerencia de llamar a los clientes es un arte que parece estar cayendo en el olvido. Si este tipo de interacción con el cliente le pone nervioso, ¿por qué no escribe un guion o una lista de lo que va a decir? Ensaye después la conversación, antes de la llamada. Cuando finalmente haya reunido el coraje para llamar a la primera persona, respire profundamente, relájese y recuerde que su intención es informarles a los clientes de que le echa de menos y que le preocupa su bienestar, así como compartir con ellos una oferta que les ayudará a ahorrar dinero y a cuidar de sí mismos.

Aquí hay un breve ejemplo de lo que podría decir:

"Hola_____. Soy Felicia, de A to Zen. Hace ya tiempo que no nos visita y le echamos de menos. ¿Cómo está usted?"

Espere la respuesta del cliente.

"Me gustaría realizarle una oferta especial para venir esta semana / mes a hacerse un facial. Con la oferta de "bienvenida de vuelta" podrá hacerse un facial de lujo por el precio de uno estándar o bien un 15% de descuento en cualquier otro servicio. ¿Cuál prefiere?"

Asegúrese de tener una lista de horas libres que pueda atraer a la persona con la que habla, basándose en sus visitas anteriores y disponibilidad. Utilice un tono amable y sonría mientras está hablando. Recuérdese que, incluso si no reservan, no está peor de lo que estaba antes de que hiciera la llamada. Pero si no hace un seguimiento a aquellos que han manifestado su interés en trabajar con usted en el pasado, en el presente o en el futuro, podrían no volver a llamarle nunca por su propia cuenta, y esa es una manera segura de fracasar en cualquier negocio.

Ahora quiero que escriba al menos tres cosas con las que puede conectar con sus clientes ideales en un nivel más profundo y tres maneras en las que puede mantener la conexión a través de los seguimientos. Le he dado muchas ideas que yo misma utilizo en mi spa y estoy segura de que a usted se le ocurrirán otras tantas.

Cómo planeo conectar en un nivel más profundo:

_____

_____

_____

Cómo planeo dar seguimiento de forma consistente

_____

_____

_____

Walt Disney dijo: "Haga tan bien lo que sabe hacer que la gente desee ver otra vez cómo lo hace y además traigan a sus amigos". Si piensa en el éxito de Disneyland y Disney World sabrá que él seguía esta regla al 100%. También usted puede hacer algunas cosas sorprendentes en su negocio para ayudar a atraer clientes la primera vez, la siguiente vez y otra y otra vez. Si cuida esos simples detalles y las maneras en las que establece contacto, la manera en la que escucha a sus clientes y realmente les ofrece una experiencia que no pueden tener con cualquier otra persona, si sabe exactamente quiénes son aquellas personas que van a atesorar y amar esas experiencias, las que utilizan sus talentos y pasión, será usted todo un éxito.

RESUMEN

No importa cuál sea su área de especialización, hay una multitud de empresas en el mundo e innumerables lugares a las que las personas pueden ir a gastar su dinero y su tiempo. Cuando está usted tratando de atraer a clientes de por vida a su negocio, necesita estar listo para dejar una huella y establecer conexión con ellos de una forma que no obtengan en ningún otro lugar, en particular cuando alguien está experimentando dolor, está atravesando dificultades o simplemente muy estresado. Si logra hacer algo que les haga detenerse, pensar y reflexionar, logrará realmente alcanzarlos. Si usted se toma el tiempo necesario para conectar con la gente, para atender las necesidades que le transmiten, junto con algunas otras que ni siquiera ellos saben que tienen, se sentirán muy especiales y querrán volver a verle una y otra vez, durante mucho, mucho tiempo.

7.- LOGRE QUE SUS CLIENTES IDEALES REGRESEN

Debería de haber quedado claro ya que conseguir que un nuevo cliente arriesgue su tiempo y dinero con usted, un negocio o profesional desconocido, puede llevar mucho tiempo, dinero y esfuerzo. Sin embargo, una vez probaron su negocio, se estableció el factor de "conocer, disfrutar y confiar" y, quizás, logró conectar con ellos a un nivel más profundo. Las futuras visitas les parecerán mucho menos arriesgadas. Como si fuera una prima, mantener a los nuevos clientes en su negocio le ayuda a ahorrar todo el tiempo, dinero, energía y esfuerzo que invirtió.

Además de reducir su inversión, el retener a los clientes a largo plazo crea relaciones más fuertes y más estabilidad con cada cliente que regresa. Probablemente, antes de ahora no haya pensado mucho sobre el impacto en la sanación, transformación o progreso inherentes al mantenimiento del cliente, pero podría sorprenderse de las cosas que pueden suceder cuando éste llega a conocerle, a disfrutar con y a confiar en usted. En primer lugar, cuanto más tiempo haga negocios con alguien, más confortables va a sentirse con usted. Se sentirá más relajado y confiado en cada período de sesiones. En consecuencia, se sentirán mejor al cerrar una cita para verle y es más probable que le manden clientes recomendados, todo lo cual hará que su trabajo sea más fácil.

En cuanto a usted, como profesional o practicante, este nivel de comodidad y confianza significa que va a disfrutar más de su trabajo. Piense solamente en la diferencia con reunirse o trabajar con alguien nuevo por primera vez. Durante esta experiencia experimentará un cierto nerviosismo, así como pensamientos como, "Oh, tengo que probarme a mí mismo y conquistar a esta persona." Este tipo de interacción es muy diferente cuando ve caras familiares todo el día, ¿no es así?

Imagine despertarse y ver su calendario de citas y… *ahhh*… suspirar de alivio porque ya ha pasado la fase del encuentro inicial del "nuevo cliente" con las personas con las que tiene citas.

"¡Oh, va a ser un día grandioso! Joe viene a las 10:00 y qué gracioso es. Luego veré a María a las 11:30, tiene un carácter tan relajante… Quiero saber si los masajes que le di para los calambres de la pantorrilla le ayudaron. Y me gusta mucho trabajar con Jennifer. Me pregunto cómo le habrá ido en su carrera del pasado fin de semana".

Días y clientes como éstos forman parte de lo que hace que nuestra carrera sea realmente gratificante, sobre todo si ustedes son como yo y quieren saber que están significando una diferencia en la vida de los demás. Y, por el contrario, cuando trabaja con clientes nuevos, cada día y cada sesión resultan ser un completo misterio. Claro que puede tener algunas experiencias sorprendentes y gratificantes con nuevos clientes, esperemos que ellos también. Sin embargo, cuando tiene clientes que regresan continuamente, puede ver la diferencia que su trabajo o servicios han significado en otras vidas, lo que proporciona una mayor satisfacción y recompensa profesional.

Cuando un cliente regresa una y otra vez, se desarrollar un mayor nivel de confianza y compenetración. Por lo general, a medida que crece la relación se logran resultados más consistentes y mejores, independientemente del tipo de trabajo que haga, porque sus clientes mejoran más rápido o se sienten mejor más a menudo y son más felices que si tienen que ir a diversos lugares para obtener el mismo resultado. Se sentirán satisfechos de las opciones elegidas, igual que usted.

Claramente, el mantenimiento de clientes a corto plazo o de por vida es únicamente una cuestión de dinero; se trata también de crear una vida realmente gratificante por sí mismo como profesional. Las relaciones que establecen conexión, confianza y comodidad profunda son mutuamente beneficiosas. Cuanto más cómodo se sienta al tratar con ellos, más podrá dar desde su corazón y más podrá recibir, de la manera más profunda posible.

> ## "No se gana la lealtad en un día. Se gana día a día."
>
> ### ~ JEFFREY GITOMER

La satisfacción y conservación del cliente también proporciona un aumento de los servicios y los ingresos, algo que desea cualquiera que lleve un negocio. Si está en él porque le agrada y el dinero no es importante para usted, puede que necesite revisar por qué se siente de esa manera. A menos que ya sea rico, es importante que la rentabilidad y demás compensaciones de un negocio sigan creciendo.

Esto significa, desde el punto de vista de los negocios, que mientras mejores relaciones y más clientes conserve, más aumentarán sus servicios o clases, al igual que sus ventas al por menor, todo lo cual incrementará sus ingresos (y probablemente sus propinas, si está en un negocio en donde se las brinden). Además, sus clientes estarán más felices porque estarán obteniendo lo que quieren y sienten, de cierta manera, que están tan cómodos como en casa. Eso es algo que casi nunca experimentará con un cliente primerizo.

Aunque la conservación del cliente no es un tema sólo de recuperación de lo invertido, puede ser útil desde una perspectiva del pronóstico de ingresos. Al desarrollar una clientela leal, regular y predecible, podrá analizar los patrones y tendencias de su horario. Al saber, al menos en parte, quién es probable que le visite cada semana o mes, puede comenzar a diseñar un cuadro de los ingresos previstos y determinar dónde es necesario hacer un esfuerzo extra en marketing o en seguimiento.

Con suerte usted está empezando a decir "¡Vaya! La conservación de clientes no es sólo no tener que encontrar muchas personas nuevas con las cuales hacer negocios. También se trata de obtener los mejores resultados posibles para cada cliente y tener el mejor negocio posible".

Como he sido una masajista terapéutica durante más de veinte años, muchos de mis clientes actuales llevan conmigo casi desde que empecé mi carrera. Cuando vienen al local es como ver a un miembro de la familia, lo que me produce una enorme sensación de comodidad. También es en gran parte la causa de por qué todavía sigo en ello, después de todo este tiempo. Adoro a mis clientes y disfruto mucho cuando los veo llegar a mi negocio. Tenga eso en cuenta mientras decida si dedicar la mayor parte de sus esfuerzos de marketing a conseguir nuevos clientes o a retener los viejos.

Cómo Hacer Que Suceda

Si usted se toma en serio esto de la conservación de clientes frente a conseguir nuevos clientes todo el tiempo, entonces es el momento de ir más allá de una mentalidad de simples transacciones o citas a una mentalidad de cliente de por vida. Así que piense un momento en la última vez que tuvo una cita que era "sólo una depilación de cejas" o "sólo treinta minutos de masaje" o "un Groupon". La mayoría de nosotros, en algún momento, hemos sido culpables de minimizar la importancia y el impacto de estas sesiones aparentemente pequeñas o poco prometedoras. Se lo aseguro. Así que quiero preguntarle, honestamente, ¿trata a un nuevo cliente con una cita más corta o menos costosa, o incluso a un cliente de una ocasión especial, de forma diferente a como trataría a alguien que recibe un servicio a un precio regular? ¿Les presta la misma atención que a alguien que usted cree que puede llegar a hacerse un cliente regular? Es un gran error que cometen muchos de los profesionales en todas las profesiones y disciplinas de servicio, incluyendo los salones de belleza, spas, restaurantes y muchas otras empresas.

> "VEMOS A NUESTROS CLIENTES COMO INVITADOS A UNA FIESTA, Y NOSOTROS SOMOS LOS ANFITRIONES. ES NUESTRO TRABAJO DIARIO HACER QUE TODOS LOS ASPECTOS DE LA EXPERIENCIA DEL CLIENTE MEJOREN."
>
> – Jeff Bezos

En cualquier caso, quiero que piense en cuál podría ser la diferencia si lograse hacer negocios con esa persona y hacer que volviese una vez más. Como mínimo, si regresa por el mismo servicio y precio exacto, va a lograr hacer el doble de sus ingresos. Si no los trata muy bien, o no consiguen lo que necesitan, probablemente se irán a otro lugar. Pero si hace un buen trabajo en cuanto a escuchar y satisfacer sus necesidades, usted puede ganárselos, aunque sea con ese pequeño servicio. Y, si usted puede conseguir que la persona regrese regularmente, eso realmente incrementará sus ingresos.

Una norma de oro para muchas empresas de servicios, como el de los masajes o trabajo con energías, tratamientos faciales, acupuntura, pedicuras y algunas depilaciones, es conseguir que los clientes vuelvan una vez al mes. Otros, como los entrenadores personales, los quiroprácticos o los fisioterapeutas, pueden adaptarse mejor a una repetición semanal, mientras que otros pueden adecuarse a períodos más largos entre visitas. Para este ejemplo, utilizaremos el modelo del servicio mensual que se ha vuelto popular en la última década. De hecho, si se fija en muchos de los modelos de franquicia que hay por ahí, es exactamente el modelo mensual el que se considera exitoso. Como consecuencia, mucha gente ve el servicio mensual de bienestar o salud como un mantenimiento regular para su cuerpo, al igual que lo harían para sus autos. Es una buena norma si los clientes no pueden permitirse o presupuestar el tiempo y el dinero para asistir más a menudo.

Así que ¿qué sucede si usted consigue que un nuevo cliente le visite 12 veces al año? En términos más simples, si su precio promedio es de 60 dólares, esto se traduce en 720 dólares que entran a su negocio cada año.

Si puede conservar a una nueva clienta– vamos a llamarla Mona – para que vuelva durante cinco años, ha añadido otros 2.880 dólares. La suma total hasta ahora por lograr que Mona vuelva y se convierta en una clienta regular es de 3.600 dólares. No está mal, ¿verdad?

> **"CONSIGA UN CLIENTE, NO UNA VENTA."**
>
> ~Katherine Barchetti

Ahora piense en el poder de un cliente satisfecho, feliz e ideal. Cuando alguien obtiene grandes resultados en su salud y en sus metas de bienestar y se ve o se siente mejor, los más cercanos a ellos notarán la diferencia y le preguntarán qué es lo que está haciendo para verse así. De repente, Mona les ha recomendado su servicio a sus nuevos clientes mensuales ideales, dos de sus amigos que quieren hacer cualquier programa que su amiga esté haciendo.

Jennifer, la primera persona a quien Mona le recomendó, decide visitarle cada mes por el mismo servicio de 60 dólares y lo hace durante dos años, antes de mudarse de ciudad. Los ingresos adicionales de su negocio hasta ahora son de 1.440 dólares.

Hal, la segunda persona a quien Mona le recomendó (el esposo de Jennifer) tiene muchos dolores. Necesita más trabajo en cada sesión, así que contrata sesiones de 90 minutos, a 90 dólares. Al igual que su esposa, asiste una vez al mes y aporta otros 2.160 dólares a su negocio antes de que él y Jennifer se muden. El aporte total de Mona, Jennifer y Hal durante 5 años suma 7.200 dólares.

Pero, ¿en qué otras cosas podrían gastar dinero Mona, Jennifer y Hal en su negocio? (Recuerde, al principio del libro dijimos que había **tres** maneras de hacer crecer su negocio) Uno era conseguir nuevos clientes, otro era conseguir que los nuevos clientes le visitaran más a menudo y la tercera era que la gente gastara más dinero en su negocio en cada visita. Esta tercera opción puede incluir cosas como comprar tarjetas de regalo, compras al por menor o incluso dejar un excelente comentario. Aquí están algunos números hipotéticos bastante realistas para Mona, Hal y Jennifer durante el tiempo que pasan en su negocio.

Propinas

Mona - 10 dólares por visita x 12 visitas por año x 5 años = 600 dólares
Jennifer - 10 dólares por visita x 12 visitas por año x 2 años = 240 dólares
Hal - 20 dólares por visita x 12 visitas por año x 2 años = 480 dólares
Total de propinas = 1.320 dólares

Certificados de Regalo

Mona – 2 x 60 dólares por año (para sus hermanas) x 5 = 600 dólares
Jennifer – 1 x 60 dólares por año (para la maestra de yoga) x 2 = 120 dólares
Hal – 1 x 90 dólares por año (para la secretaria) x 2 = 180 dólares

Total en Certificados de Regalo = 900 dólares

Así que, con esas ventas adicionales, hemos añadido otros 2.220 dólares a sus ingresos, llegando a un total de **9.420 dólares,** más, por lo menos, cuatro nuevos clientes (las hermanas de Mona, la profesora de yoga de Jennifer y la secretaria de Hal, los cuales bien podrían resultar siendo clientes potenciales para toda la vida). Éste es un GRAN impacto... y todo lo consiguió simplemente por tratar a Mona como a una clienta de por vida y así conseguir que volviera regularmente.

Suponiendo que sólo recibirá una parte de las ventas totales si usted no es dueño del negocio (e incluso si lo es), lo que es totalmente aceptable ya que el negocio necesita hacer dinero para que usted tenga un lugar para trabajar, es importante que reconozca el verdadero impacto que puede tener en su negocio el atender y cuidar a cada cliente cada vez que lo vea. Piense por un momento en la importancia que podría tener su porcentaje de estos 9.520 dólares en su vida.

A continuación, voy a darle un ejemplo real de mi propia práctica, porque quiero que realmente vea el poder del seguimiento y atención al cliente.

La duda de Thomas

Thomas comenzó a verme durante mi primer año de práctica. Después de la primera visita, me dijo con entusiasmo que el masaje le había agradado mucho ¡y me dio una buena propina! Sin embargo, cuando le pregunté si quería reservar otra cita me dijo que no y se marchó. Durante las siguientes semanas regresó a tomar masajes regularmente, repitiéndose la escena.

Como yo estaba tratando de poner en marcha el negocio, me molestaba realmente que él no reprogramara su cita inmediatamente. Yo sabía que le gustaba mi trabajo, quería saber que podía contar con que él regresara y no sabía cuál era el problema. ¿Por qué no reprogramaba?

Finalmente, después de una cita pregunté. "Thomas, me he dado cuenta de que cada vez que viene disfruta del masaje y me dice que le hizo sentir muy bien, pero siempre se va sin reprogramar su cita. ¿Por qué?"

"Pues verá, Felicia. Tengo muchas citas cada semana y nunca sé cómo estará mi horario sino hasta el lunes por la mañana".

¡Ups! Tenía un horario imprevisible y por eso no podía reprogramar. ¡No se trataba de mí! Pensé un instante en su respuesta y le dije, "Thomas, si le llamara el lunes por la mañana, cuando ya sepa cuál será su horario, ¿le ayudaría?"

Con una mirada perpleja, me preguntó: "¿Usted me llamaría?"

"¡Claro! Me encargaré de llamarle los lunes si eso le ayuda a asistir a su masaje de forma semanal."

"Felicia, ¡eso sería maravilloso!"

Entonces, ¿qué creen que hice? Puede sonar absurdo, pero durante 18 años he estado llamando a Thomas todos los lunes por la mañana para saber si tendría tiempo de recibir su masaje semanal.

> **"Cuanto más conecte con sus clientes, más claras serán las cosas y más sencillo será determinar qué es exactamente lo que debe hacer."**
>
> **~ JOHN RUSSELL**

Al principio, mi objetivo era simplemente lograr que Thomas

reservara cada semana. No estaba planeando mantenerlo como cliente a largo plazo, sólo estaba tratando de mantener una cantidad predecible de ingresos en mi bolsillo cada semana. Sin embargo, el detalle que tuve de llamarle cada lunes lo convirtió en un cliente fiel. Más de veinte años después de su primera cita, Thomas *sigue* siendo mi cliente. Y aunque hace varios años que empecé a usar el correo electrónico para confirmar su cita en vez del teléfono, sigo haciéndolo. Fue, y sigue siendo, una auténtica prioridad para mí.

El Impacto

Ya que Thomas viaja por placer mucho más ahora que cuando comenzamos a trabajar juntos y, por tanto, no se presenta a muchas de sus citas, calculo que ha asistido a un promedio de cuarenta masajes al año durante los últimos veintiún años, pagando un total promedio de 70 dólares por sesión, incluyendo la propina. Vamos a ver el total:

40 Masajes al año x 70 dólares cada sesión x 21 años = 63.000 dólares

¡Vaya! ¡Thomas me ha pagado más de 60.000 dólares por sus masajes! ¿Qué les parece?

Pero eso no es todo... también compra tarjetas de regalo para su esposa, Judy, la "Señora Wintergreen". Judy ha sido mi clienta durante el mismo tiempo que Thomas y viene unas 12 veces al año.

12 Masajes al año x 70 dólares cada sesión x 21 años = 17.640 dólares

¿Mencioné que Judy es una de las personas que a más gente me ha recomendado que he tenido? Muchas de sus recomendadas han estado (o siguen estando) conmigo durante muchos años. Los diez clientes que ha recomendado a mi spa actual (abierto desde 2006) han acumulado un total combinado de **15.016 dólares** en sus servicios hasta ahora y también lo han recomendado a otros clientes. Y, aunque ya no tengo los registros de mi primer spa, puedo calcular por lo menos otros ocho clientes habituales a los que Judy recomendó, la mayoría de los cuales me visitaron mensualmente durante un año o más, asistiendo a más o menos 175 sesiones entre 1994 y 2006. Utilizando la cuota más baja de mis precios durante ese tiempo (50 dólares), estos clientes aportaron otros **8.750 dólares** a mi negocio, aunque probablemente la cantidad será mucho mayor.

Siendo muy prudente, este es el efecto acumulativo de haber conservado a Thomas como cliente:

Thomas - 40 masajes al año x 70 dólares x 21 años = 63.000 dólares

Judy - 12 Masajes al año x 70 dólares x 21 años = 17.640 dólares

+Ingreso de los recomendados de Judy 15.016 dólares + 8.750 dólares = 23.766 dólares

Valor Total de Tomás como Cliente de Por Vida- 104.406 dólares

¿Todavía le parecen una locura todas esas llamadas los lunes por la mañana? No todos los clientes serán leales, consistentes y ávidos promotores como Thomas y Judy, ¡pero nunca se sabe quién podría ser *su* cliente de 104.000 dólares!

RESUMEN

Convierta en un hábito el ver a cada cliente como un potencial cliente para toda la vida y piense en las diferentes maneras en las que podría desarrollar una relación más fuerte con ellos. A menudo, todo lo que necesita para ganarse a alguien para toda la vida es hacerle algunas preguntas, unas cuantas llamadas telefónicas y tener siempre una buena reserva de caramelos Wintergreen ®.

(Nota: Para obtener guiones de una amplia variedad de situaciones de reprogramación de citas, lea mi libro **Maneras Gratuitas y Sencillas de Promocionar su Negocio de Masaje, Spa y Bienestar** en www.Spalutions.com y www.EveryTouchMarketing.com.

8.- CONVIÉRTASE EN UN PROFESIONAL DE POR VIDA

Ya se debe de haber dado cuenta de que a menudo son las pequeñas cosas, los extras, las atenciones inesperadas y los gestos, grandes o pequeños, los que impactan a los clientes de una manera significativa. En otras palabras, los pequeños detalles van de la mano con los grandes gestos y pueden ser los que se ganen a sus clientes para toda la vida.

Entonces, ¿cómo empieza a impresionar a sus clientes? Empiece con QUIÉN.

El lugar más importante para comenzar es USTED MISMO, haciendo lo que se necesita para ser un PROFESIONAL PARA TODA LA VIDA. Lo que quiero decir con esto es que debe desarrollar y perfeccionar las cualidades y hábitos que usted tiene y que le hacen mejor o diferente a cualquier otra persona, al ser la mejor versión de usted mismo con sus clientes.

No estoy hablando acerca de la capacitación técnica, aunque ésta ayuda a obtener las habilidades óptimas necesarias en cualquier tipo de servicios que usted ofrezca. Por supuesto, puede que esto requiera una importante inversión por su parte en formación, productos, equipos y práctica. Pero de lo que estoy hablando aquí es de la persona que usted muestra a cada cliente.

Entonces, ¿qué cualidades posee un Profesional Para Toda La Vida? Ya que tengo un spa de bienestar enfocado al masaje terapéutico, las cualidades que les muestro pertenecen concretamente a este campo - y se han tomado directamente de los comentarios y testimonios escritos sobre el equipo de mi spa. Dicho esto, creo que se pueden aplicar a cualquier persona que trabaje con clientes en un negocio de servicio personal y pueden ayudar muchísimo a construir relaciones para toda la vida con sus clientes.

Cualidades y Hábitos de un Profesional Para Toda La Vida

- Atentos
- Intuitivos
- Profesionales
- Cálidos
- Amigables
- Gentiles
- Bien intencionados
- Empáticos
- Consientes
- Amables
- Abiertos
- Realizan una evaluación exhaustiva
- Explican el proceso
- Se toman el tiempo para conocer al cliente
- Proveen valor y experiencia añadida
- Están capacitados
- Le prestan atención a los detalles
- Personalizan los productos para sus clientes
- Preguntan qué zonas no tocar
- Preguntan cuánta presión desea
- Hacen preguntas
- Ofrecen soluciones y consejos

- Hacen que sus clientes se sientan cómodos
- Recuerdan detalles personales
- Dan una calurosa bienvenida
- Respetuosos
- Considerados
- Se comunican bien
- Hacen que sus clientes se relajen
- Agradables
- Fluyen de manera uniforme
- Cariñosos
- Prestan atención a mis necesidades
- Utilizan ayudas visuales/fotos/imágenes
- Proveen ejercicios de auto cuidado o estiramientos
- Ofrecen un tour de las instalaciones
- Explican los servicios y los procedimientos
- Informativos
- Preparados para manejar problemas inesperados
- Respetuosos con el tiempo del cliente
- Se centran en los objetivos del cliente
- Se mantienen en contacto/ llaman entre citas

¿Cuántas de esas cualidades o hábitos posee usted actualmente? Ponga una marca de verificación por cada cualidad o costumbre en la que usted sea muy hábil hasta ahora.

Ponga una X en los que siente que no son importantes para usted en este momento.

¿Ve algunos que le gustaría agregar o mejorar? Rodee los que desea mejorar o escriba los que desea añadir, y escriba a continuación los tres más importantes en los que desea concentrarse en este momento.

_____

_____

_____

_____

¿Qué otras cualidades o hábitos añadiría usted a esta lista?

_____

_____

_____

_____

Ahora que ha meditado acerca de QUIÉN tiene que ser usted para IMPRESIONAR, veamos el CÓMO.

Hay muchísimas cosas que puede hacer para distinguirse y crear una huella indeleble en sus clientes, dejándoles con ganas de experimentar más. Existen muchos recursos, pero voy a compartir algunos que he experimentado personalmente en distintos negocios, así como algunas cosas que hago en mi propio local para que nuestros clientes se sientan valorados. Otras son cosas que leí en algún lugar o que me contaron mis estudiantes o clientes a lo largo de los años y cuya fuente u origen desconozco.

Mientras lea mis sugerencias e historias, le animo a anotar las ideas que le vengan a la mente. Nunca se sabe cuándo le llegará inspiración, así que ¡prepárese!

Empecemos con algunos ejemplos básicos altamente efectivos de agradecimiento para sus clientes.

Instaure un Regalo de Bienvenida para clientes nuevos.

Cuando un nuevo cliente se registre para su primera visita, dele las gracias por su confianza al haber elegido su negocio entregándole un pequeño presente o bolsa de regalo. Si elige esto último, puede llenarlo con muestras de productos, cupones para diversos servicios, algunas tarjetas de recomendación para que se las dé a amigos o algunos regalos promocionales con el nombre de su compañía e información de contacto, como una taza de café, lápiz, almohadilla, etc.

¡Celebre los cumpleaños de sus clientes!

Si aún no tiene un programa de cumpleaños en su sistema, está perdiendo una gran oportunidad de comercialización, al igual que muchos ingresos. Todos cumplimos años y a la mayoría nos gusta que las personas hagan algo especial para celebrarlo.

Haga que sea fácil para ellos elegir su negocio como lugar para celebrar su día especial. Envíe una tarjeta o correo electrónico con un regalo o una oferta especial para celebrar su cumpleaños. Si su negocio es muy pequeño y tiene la oportunidad de escribir un saludo personal en la tarjeta, eso es aún mejor. Si no, no permita que eso le detenga. Empiece por registrar los cumpleaños de sus clientes en su base de datos o sistema de punto de venta y luego haga algo para felicitarles. La mayoría de los clientes apreciarán el hecho de que usted recuerde que es su día especial.

Ayude a las personas a ahorrar tiempo

Asóciese con un servicio de limpieza de automóviles que ofrezca lavado, encerado y detalles o un cambio de aceite a domicilio para que sus clientes puedan atender su auto mientras se cuidan a sí mismos. Probablemente tendrá que trabajar extra coordinando los detalles, por lo que puede sugerirles trabajar con un programa de recomendaciones o comisión dividida por cada servicio de autos que usted pueda reservar.

Ofrezca entregarle cupones de servicio o pequeñas tarjetas de regalo al negocio de automóviles para que los repartan entre sus clientes e informarles de la oferta dual que han decidido brindar. Esto puede funcionar igual de bien para hombres y mujeres y probablemente llevará una gran cantidad de nuevos clientes a cada uno de sus negocios.

Universidad de Cuidado Personal

Ofrezca clases interesantes y divertidas para sus clientes. Enséñeles conceptos básicos, como el cuidado de uñas, aplicación de maquillaje para ocasiones especiales, masajes para las manos, cuello y hombros, trenzados o peinados sencillos o tratamientos corporales para el hogar. Ofrezca primero una demostración y luego deje que cada persona practique lo que ha aprendido por su cuenta o, en su caso, con un compañero. Las clases pueden ajustarse según la época del año... masaje de parejas para San Valentín y durante la temporada de bodas... lecciones de maquillaje antes de las fiestas y cuidado de las uñas durante las graduaciones. Puesto que usted ofrece tanto formación como demostración, puede cobrar una pequeña cuota según la duración y el contenido de la clase. Y no crea que van a aprender todos sus trucos y luego dejarán de visitarle. La gente todavía querrá ir a su spa y experimentar una agradable relajación completa, pero apreciarán el poder aprender algo de su magia.

Interésese en las causas de las personas y en sus mascotas

Una sus fuerzas con organizaciones benéficas a las que sepa que sus clientes apoyan a través de su propio voluntariado y donaciones. Este tipo de participación en la comunidad puede abrir muchas puertas nuevas para un negocio en crecimiento y lo conectará más profundamente con sus clientes actuales. Ayude a las obras de caridad locales o nacionales mediante la donación de todas o un porcentaje de sus ventas realizadas en un determinado día o fecha.

Puede usted encontrar una causa bien establecida que ya cuente con un buen número de empresas asociadas (y que sea bien conocida en su área) o donar a una nueva causa. Por ejemplo, en 2001, después del 11 de septiembre, mi spa donó el 10% de todas las ventas de un fin de semana a la Cruz Roja.

Años más tarde, hicimos lo mismo después del huracán Katrina, ambas veces donando para causas de apoyo a los damnificados. Alentará las transacciones que las personas podrían posponer o compras que la gente haría en otros lugares.

Un área que definitivamente puede tocarles la fibra sensible es la que tiene que ver con animales y mascotas, sobre todo si sus clientes ideales son amantes de los animales. Sencillamente, si usted dona un porcentaje de sus ingresos de una semana o un mes a una determinada organización o le ofrece como recompensa a sus clientes un descuento por cada donación que hagan, el esfuerzo que ha hecho para ayudar a los animales puede conllevar un enorme factor de "buena onda".

Manténgase en contacto, con gratitud

Tómese tiempo para escribir notas de agradecimiento a la vieja usanza para sus clientes y proveedores, así como para las personas con las que se encuentra cada día. Las notas de agradecimiento escritas a mano son realmente un arte perdido, tanto que el recibirlas deja una muy buena impresión y un dulce sabor de boca. La nota debe ser tan cálida y auténtica como profesional. Siempre incluya una tarjeta de visita y la invitación para que le visiten en el futuro.

No está escrito que sólo pueda hacerlo con los nuevos clientes, así que busque otras oportunidades para contactar con la gente a través de correo, correo electrónico, redes sociales e incluso mensajes de texto. Cualquiera que sea el mensaje, asegúrese de recordarle a los destinatarios cuánto los aprecia.

Personalmente, también incluyo una de mis tarjetas de pensamientos ositivos en las notas que envío. Muchos conservarán este recuerdo donde puedan verlo, incluso después de tirar la nota. De manera parecida, un cliente de coaching que tengo envía pensamientos o historias positivas y alentadoras a sus clientes cada mes por correo electrónico. Es edificante y hermoso y a sus clientes les encanta.

Este hábito requiere tiempo y esfuerzo, lo que puede ser difícil de encontrar si su vida está muy ocupada, pero usted destacará de entre los demás y cosechará los beneficios multiplicados.

Algunos otros ejemplos:

- Mi quiropráctico selecciona un "Paciente de la Semana". Se regala a la persona elegida una planta o flores y se saca una foto con el doctor. Si el paciente lo desea, su nombre y fotografía se exhiben en el tablón de anuncios de la oficina, detrás del mostrador de ingresos.

- El taller mecánico a donde llevo mi auto ha hecho una serie de cosas divertidas durante el paso de los años para ganarse a sus clientes. Algunos de mis favoritos son la música de fondo, que es Jazz o Swing en lugar de las típicas noticias o la radio común. También han tenido galletas caseras gratis en el mostrador y siempre se ofrecen a llevarlo a su destino si es necesario mientras su auto está en reparación.

- Una de mis experiencias favoritas de masaje de cumpleaños fue hace tiempo con una antigua alumna, Carol, que tenía una variedad de pastelillos esperándome a mi llegada a su local. Antes de mi masaje, decidí el que quería y disfruté de mi dulce bocadito antes del masaje. Fue un detalle muy lindo, atento y especial.

- En un cumpleaños reciente tuve una sesión de masaje con Aten Doukas, Masajista y Terapeuta Corporal Acreditado, un querido amigo y miembro del equipo de dos de mis spas. Además de sentir que me estaban tratando como a una reina, después del maravilloso masaje, Aten me obsequió un inhalador de aromaterapia personalizada con los aceites que me gustan.

Además de mis propias experiencias y sugerencias para impresionar al cliente, le pedí a algunos clientes de coaching y a algunos lectores que compartieran ideas sobre cómo ellos impresionan a los suyos. En las próximas páginas están algunas de sus historias:

Los Mimos son Una Forma de Vida

Me gusta mimar a mis clientes desde el momento en que llegan. Cuando entran les doy un paño caliente para el cuello y un baño de pies. El paño para el cuello cubre los hombros. Lo he mantenido tibio en el calentador de toallas. Coloco una toalla esponjosa y agradable en el piso, y encima un recipiente grande de plástico

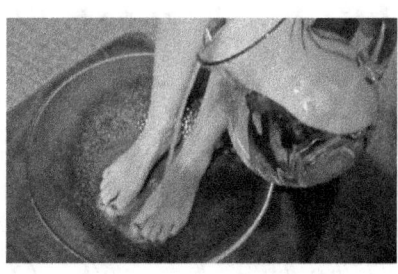

transparente. Le pido al cliente que coloque sus pies en el recipiente y vierto agua caliente impregnada de lavanda desde una bonita jarra. A mis clientes les encanta el detalle y esperan con ansiedad este ritual.

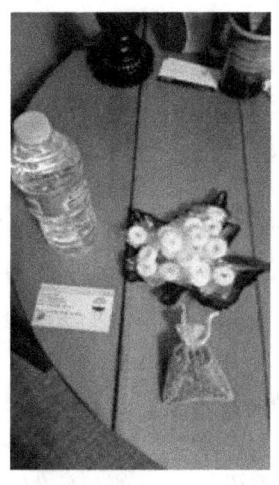

Al final de cada cita, el cliente escoje una tarjeta de autoafirmación de una cesta. Les doy la opción de elegir una tarjeta por el color o cerrar los ojos para elegir y ver lo que el universo quiere ofrecerles. Es sorprendente, pero la mayoría de los clientes siempre dice que la tarjeta es perfecta para ellos y una gran parte guarda la tarjeta en su espejo o en el coche.

Como regalo por la primera visita de mis clientes, les entrego una pequeña bolsa de organza llena de capullos de lavanda pura. Les comento que pueden llevar la lavanda con ellos y que cuando estén estresados pueden frotar la bolsa, ya que esto libera los aceites de la lavanda, reduciendo el estrés y relajándolos. A algunos les gusta hacer esto antes de irse a dormir y colocan la bolsa dentro de su funda de almohada.

Anna Carter
Estudio Facial y de Masajes Tree of Life Studio
Rock Hill, SC
www.treeoflifestudio.biz

****

Ama a Mi Perro, Ámame

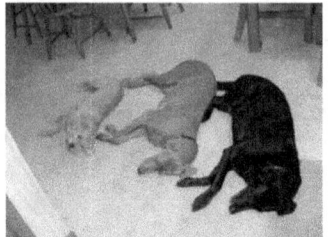

"Hago masaje animal. Trabajo con animales deportistas, geriátricos, lesionados y de protectora. También hago Reiki mientras practico el masaje.

Algo que hago para mis clientes y que no he escuchado que nadie más haga es hacer Reiki durante momentos difíciles, incluyendo la muerte. Si uno de mis clientes (me refiero al animal como al cliente, su persona es el propietario o padre) está teniendo una crisis que no puede resolverse mediante masaje, ofrezco enviar Reiki a distancia sin cargo adicional. Le hago saber al dueño a qué hora se lo estaré enviando para que pueda sentirse consolado por ello, al igual que (con suerte) el animal.

También tengo un servicio gratuito donde, si ha llegado el momento final de los animales, les pido que me avisen en el momento de la eutanasia. En ese momento envío Reiki a las mascotas, dueños y personal veterinario. Trabajé en una clínica veterinaria durante muchos años, ayudé en muchas eutanasias y escuché muchos comentarios sobre cómo se tranquilizaban cuando hacía Reiki. A los propietarios en duelo los visito con mi perro para ofrecerles una sesión de terapia. Trato de no desaparecer tan pronto como mi cliente se ha marchado.

A menudo cuando realizo este servicio ya he perdido a mi cliente, pero el dueño se siente muy consolado en vez de sentirse abandonado en un momento muy confuso y difícil. Tiendo a no pensar en el aspecto económico del mismo, pero cuando ese dueño se hace con otro animal y ese animal necesita masaje, yo seré la primera opción en su mente. También obtengo buenas recomendaciones, sin siquiera hablar del buen karma.

Lisa Ruthig, Directora de los Programas Animales
Doggone U en la Escuela de Terapia de Masaje de Bancroft
www.HorseAndDogMassage.com
Propietaria, Reiki y Terapia de Masaje Lively Dog / Lively Horse
www.LivelyDog.net

El Chocolate CURA

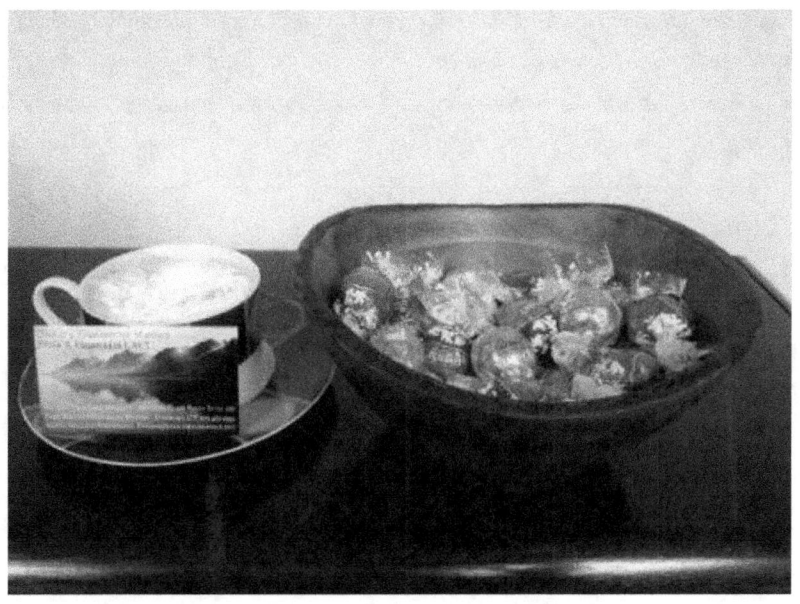

Trabajo en Connecticut, donde el clima es realmente frío. En los meses de invierno, cuando las personas están cansadas y privadas de sol, comparto con ellos mi otra pasión además del masaje: el **chocolate**. *¡Y no la versión barata! Los deleito con una rica taza de chocolate caliente antes o después de su masaje y con una trufa gourmet perversamente deliciosa para el viaje a casa. Ellos no pueden olvidar esta combinación mágica y siguen regresando por más.*

Peter A Heimuller, L.M.T.
Propietario – Masaje Terapéutico Cloud 9
Danbury, CT
Cloud 9 Therapeutic Massage

Cada Estación Es Especial

Mis detalles especiales cambian cada temporada. Durante los meses más fríos invito a mis clientes a una taza caliente de chocolate o de sidra casera para ayudar a calentar su cuerpo antes o después de un masaje. Durante los meses de verano tengo frascos con muestras de filtro solar para que se lo apliquen antes de salir al sol de la tarde. Y cada nuevo cliente recibe una bolsa de regalo de las muestras de Bon Vital que utilizo para todos mis servicios, con un descuento especial si reservan una segunda cita dentro de los siguientes 60 días.

DeAnn Holexa
Boise, ID
www.deann.massagetherapy.com

****

¿Qué detalles especiales le han parecido impresionantes?

_____

_____

_____

Y finalmente…Lydia Smith de Florida, una veterana en la industria de los masajes, compartió dos maravillosos ejemplos para impresionar tanto a los clientes de siempre, como a los nuevos.

#1 Creando Valor

Doy a mis clientes, cuya mayoría han estado viniendo a verme durante veinte años o más, productos orgánicos gratuitos de mi huerto en la Florida. Cuando viajo a Michigan, les traigo manzanas orgánicas recogidas a mano (por mí) de diferentes variedades, así como varias calabazas y patatas cosechadas en el jardín de mis amigos.

Mis clientes de más de 24 años también obtienen miel orgánica de mis colmenas privadas de Michigan y arándanos orgánicos.

#2 Todo Mundo Conoce a Alguien

En 1988, cuando yo estaba empezando, entregaba tarjetas a todo el mundo. Un día, en mi trabajo de tiempo parcial en la heladería Ice Cream Churn, se presentó una señora muy enojada. Su auto estaba calentándose.

Salí con ella para arreglar su radiador y le puse agua. Hablamos de la vida y el estrés y le entregué mi tarjeta. Me visitó dos meses más tarde, mi trabajo le encantó y me recomendó a todos sus clientes, músicos de jazz. Ella fue cliente mía durante 5 años y el retorno económico total (de conocerla) fue de aproximadamente 51.000 dólares, gracias a todos los grandes músicos profesionales que conocí.

Lydia Smith
Masaje Beneficial
Mt. Dora, FL

****

Aquí están algunas otras sugerencias que se pueden agregar para hacer de cualquier servicio o cita personal algo más especial

- Mantenga flores frescas en su oficina o sala de espera (incluyendo su mesa de tratamiento).
- Proporcione productos de higiene dental o aseo de cortesía en su baño. Esto incluye loción de manos, spray de cabello, enjuague bucal y demás.
- Tenga productos femeninos accesibles.
- Tenga al alcance caramelos y pastillas para la tos.
- Esté preparado para emergencias con el vestuario, consiga un kit de costura o un estuche de ganchos de seguridad.
- Disponga una zona de bebidas de cortesía con té, café, agua y otras bebidas.
- Tenga aperitivos disponibles para los clientes con prisa (barras de muesli, fruta fresca, etc.)

- Tenga paraguas en su puerta de entrada para que los clientes los puedan usar durante la lluvia. Présteles los paraguas u ofrezca caminar con ellos hasta sus autos.
- Ofrezca conexión wi-fi o carga de dispositivos electrónicos gratis. Sería maravilloso si pudiera mantener una gran variedad de cargadores disponibles a la vista.
- Envíe tarjetas navideñas y en eventos especiales
- Haga un seguimiento a los clientes cuando no haya sabido de ellos durante algún tiempo, simplemente para decir hola o para ver cómo están.
- Si utiliza productos, obsequie una muestra de lo que usted utilizó durante la cita para que lo lleven a casa.
- Escuche, realmente escuche lo que dicen.

¿Qué otros detalles puede usted añadir para ganarse a sus clientes para toda la vida?

_____

_____

_____

RESUMEN

En fin, hay innumerables maneras de hacer que sus clientes se sientan especiales, pero las que mejor funcionan son las que realmente nacen de su corazón. Tómese un tiempo para pensar en ideas sobre cómo quiere conectar con sus clientes de una manera especial y luego ponga esas ideas en funcionamiento.

9.- REHUSAR EL SERVICIO A LOS CLIENTES QUE NO CONSIDERA IDEALES

Hasta ahora he hablado bastante sobre los clientes ideales y de toda la vida, y cómo puede encontrarlos. Una cosa que no he mencionado aún son los clientes que no considera ideales y cómo rehusarles el servicio. Ese es nuestro siguiente paso.

Pero primero vamos a hablar de qué es un mal cliente. Si ha estado en el negocio durante suficiente tiempo, usted probablemente ya sabe de qué estoy hablando y puede incluso estar viendo a uno o dos de ellos en su mente mientras lee esto. Estas personas no son necesariamente malas personas - aunque podrían serlo - pero tienden a exhibir uno o más comportamientos poco deseables.

Los clientes no ideales...

- Habitualmente llegan demasiado tarde, demasiado temprano, se quedan demasiado tiempo, o una combinación de los tres.
- A menudo vienen en prisa, estresados o de mal humor y le contagian su estado mental negativo.
- Son demasiado exigentes, necesitados, difíciles de complacer o se quejan incesantemente.

- Tienen problemas de higiene personal.
- Esperan ofertas o descuentos ya que son clientes leales, sin embargo, presumen de la cantidad de dinero que ganan, tienen o se gastan en algún otro lugar.
- Dan consejos no solicitados porque saben más que usted sobre cualquier tema.
- Esperan más energía y tiempo de usted de lo que el servicio lo permite - o de lo que están dispuestos a pagar.
- Cancelan o cambian las citas en el último minuto o simplemente no asisten, sin avisar.
- Son ruidosos, entrometidos, negativos, groseros, arrogantes, irrespetuosos o esnobs.
- No tienen respeto por el espacio personal o límites de los demás.
- Actúan de manera inapropiada o son socialmente ineptos.
- Le piden que hagas cosas que están fuera de su área de especialización o ámbito de práctica.
- No pagan a tiempo.
- Le desgastan, le hacen sentir de menos o lo alteran.
- Y la lista sigue y sigue…

Además de esta lista de posibles defectos, algunos clientes no ideales simplemente no son beneficiosos para usted.

El Tesoro de Otros…

Cuando estaba realizando mis prácticas trabajé para Joel Tull, el dueño del Human Touch, que en ese entonces era un grupo de prácticas de masaje. Una semana en la que Joel fue a correr una maratón fuera del Estado, atendí a varios de sus clientes habituales. Aunque estaba muy agradecida por los ingresos extra, fue inmediatamente obvio que sus clientes ideales no eran los míos.

Una de estas personas era una mujer joven a quien voy a llamar a Michelle. Michelle era una corredora, de probablemente treinta y cinco años de edad, y tenía carácter brusco y tenso. Con la mayoría de mis clientes habituales inicio la cita con algunas bromas amigables. Michelle entró con el rostro ceñudo y no quiso hablar conmigo. En cambio, suspiró pesadamente al comenzar la sesión, claramente disgustada al verme a mí en vez de a su terapeuta habitual. Comencé haciéndole algunas preguntas para tratar de romper el hielo, pero rápidamente me di cuenta de que no estaba interesada en compartir nada más allá de sus requerimientos para la sesión.

Según avanzaba el masaje, le descubrí los pies y vi que todavía tenía sus

> *"Recomiendo romper con cualquier cliente que perturbe su energía. Se la quitará a las cosas buenas que puede ofrecerle al cliente que sigue en su libro de citas. Si se rodea constantemente de clientes que le hacen sentir bien, usted conseguirá MÁS recomendaciones, ventas al por menor y sus habilidades de ventas mejorarán... Recuerde que innumerables estudios han demostrado que el estar cerca de personas positivas reduce el estrés y mejora el sistema inmunológico. Esto es básico para asegurar el alto rendimiento de su parte como profesional de éxito".*
>
> **Lori Crete**

calcetines puestos. Sorprendida, le pregunté: "¿Tienes muchas cosquillas en los pies o algo así?"

"No, siempre me los dejo puestos. Joel me los quita y me los pone después de masajear mis pies."

Ahora, con mucha más experiencia, no me molesta en absoluto hacer esto para uno de mis clientes, ya sea alguien nuevo o un cliente regular. Sin embargo, en ese punto en mi carrera, y tal vez porque Michelle y yo no teníamos ninguna conexión o relación entre nosotras, sentí que su expectativa era muy exigente y que no deseaba hacerlo. También supe inmediatamente que no era una clienta ideal para mí y, felizmente, se la devolví a su terapeuta quita-calcetines regular.

Identificar a los Chicos Malos

Entonces, ¿cómo se libera uno de los clientes indeseables para reemplazarlos con clientes ideales? Empiece por reconocer la diferencia entre a quién quiere en su negocio y a quién no. Si todavía no está seguro de quién es su cliente ideal, regrese al **Capítulo 3 (Clientes Ideales de Por Vida)** y vuélvalo a leer. Revise bien su propia definición de cliente ideal.

> **"Si fuera necesario tolerar en los demás todo lo que se permite a uno mismo, la vida sería insoportable."**
>
> ~ Georges Courteline

Mientras que mi lista de comportamientos no ideales y la historia anterior ilustran muchos posibles problemas que pueden surgir, no es necesariamente una imagen precisa de los problemas o conductas que encontrará indeseables en sus clientes. A través del ejercicio podrá ser capaz de identificar a las personas que no encajan en la imagen o descripción de sus clientes ideales. Antes de "echar" a alguien de su negocio, tómese un momento para determinar exactamente qué cualidades negativas, acciones o comportamientos desea eliminar o evitar en su propia clientela.

Ejercicio de Punto de Ruptura

Rodee los problemas con los que le cuesta lidiar:

- Habitualmente llegan demasiado tarde, demasiado temprano, se quedan demasiado tiempo, o una combinación de los tres.
- A menudo vienen de prisa, estresados o de mal humor y le contagian su estado mental negativo.
- Son demasiado exigentes, necesitados, difíciles de complacer o se quejan incesantemente.
- Tienen problemas de higiene personal.
- Esperan ofertas o descuentos ya que son clientes leales, sin embargo, presumen de la cantidad de dinero que ganan, tienen o se gastan en algún otro lugar
- Dan consejos no solicitados porque saben más que usted sobre cualquier tema.
- Esperan más energía y tiempo de usted de lo que el servicio lo permite - o de lo que están dispuestos a pagar.
- Cancelan o cambian las citas en el último minuto o simplemente no asisten, sin avisar.
- Son ruidosos, entrometidos, negativos, groseros, arrogantes, irrespetuosos o esnobs.
- No tienen respeto por el espacio personal o límites de los demás.
- Actúan de manera inapropiada o son socialmente ineptos.
- Le piden que hagas cosas que están fuera de su área de especialización o ámbito de práctica.
- No pagan a tiempo.
- Le desgastan, le hacen sentir menos o lo alteran.

¿Qué otras cualidades, acciones o conductas considera que no son ideales?

_____

_____

De la lista anterior de cualidades, acciones o conductas, ¿cuáles son los puntos de absoluta ruptura con sus clientes?

_____

_____

Malos Clientes / Clientes No-Ideales

Anote los nombres de algunas personas que no sean clientes ideales o que sean clientes con los que necesite dejar de trabajar o que necesiten ser rehabilitados de su mal comportamiento.

> _"Al romper con un cliente... hágase responsable. No los culpe. Si dice: "Necesita encontrar otro terapeuta debido a su comportamiento," él podría contestar: "Me portaré mejor". Yo les digo que ya no soy el terapeuta adecuado para ellos, pero que voy ayudar a encontrarles al terapeuta perfecto._
>
> _Si preguntan qué fue lo que hicieron, les respondo: "No tiene que ver con usted. Se trata de mí y es mi decisión". Si insisten, les digo: "Siento que no puedo dar el cien por ciento y usted se merece lo mejor. Sé de un terapeuta que creo que podría trabajar bien con usted. Su nombre es ____ y aquí está su número."_
>
> **Susie Byrd**
> **Directora e Instructora**
> **The Edge School of Massage**
> **Fayetteville, Arkansas**

Al lado de su nombre escriba la razón por la cual tiene que marcharse. Si cree que pueden ser rehabilitados, ponga una marca al lado de su nombre. Si no, empiece a pensar acerca de su plan de separación a medida que lee la siguiente sección.

Deje Que Se Vayan Solos

Antes de empezar a poner a todos sus clientes no ideales en la fila de la guillotina, quiero que considere hacer algunos cambios que permitirán que los clientes no ideales decidan por sí mismos si deben irse o quedarse.

1. **Concéntrese en hacer lo que usted ama y elimine los servicios que no disfruta.** Si no tiene claro cuáles son los servicios que no disfruta, vuelva al **Capítulo 4 (Haga Lo Que Le Gusta, De Por Vida)** y vuelva a leer la sección de Pasión, así como sus respuestas para el ejercicio que le sigue. A veces la razón por la que pensamos en una persona como un cliente indeseable no tiene nada que ver con ellos y sí con lo que hemos estado haciendo con ellos.

En mi propia práctica descubrí que hay una modalidad de alivio del dolor que solía ofrecer que me causaba molestia. Aunque he encontrado que es muy eficaz con algunas personas y, aparentemente, más fácil de hacer que un masaje, me drena por completo cada vez que lo hago. Esto es realmente una lástima, ya que involucra menos tiempo que mis citas habituales. Sin embargo, me disgustaba hacerlo y me sentía agotada después de cada sesión de quince a veinte minutos. Por lo tanto, lo retiré de mi página web y dejé de invitar a mis clientes de masaje para que lo probaran. Con el tiempo, espero que alguien en mi spa tenga el deseo de aprender la técnica para poder ofrecérsela a los clientes.

2. **Establezca, comunique e imponga límites y políticas claras con sus clientes.** Es posible que algunos clientes "malos" hayan desarrollado hábitos negativos porque no saben cuáles son sus

políticas o reglas. En efecto, usted les dio permiso para portarse mal al no definir o explicar sus expectativas sobre ellos desde el comienzo o después de la primera infracción. (Esto es bastante común en los trabajos de servicio o cuidados).

Este tipo de políticas profesionales habitualmente contemplan puntos como no asistir a las citas, cancelarlas, llegar tarde y situaciones de enfermedad o de emergencia, pero también, por ejemplo, discusiones acerca de cómo se manejan los descuentos, pagos, niños, confidencialidad, etc. Debe estar lo suficientemente seguro acerca de cada uno de los puntos como para poder explicar la necesidad de su cumplimiento fácil y cómodamente. Una vez que haya definido estas políticas, comuníqueselas a todos los clientes y refuércelas regularmente con una sonrisa. Aunque puede parecer más fácil que las personas permanezcan exentas de reglas o hacer excepciones porque no quiere molestar a alguien en ese momento, esto puede causar mayores problemas o dolores de cabeza para todos a largo plazo. Y, mientras que algunos de los que rompen las reglas simplemente están siendo desconsiderados sin saberlo, otros, también sin saberlo, se aprovecharán de sus formas aparentemente complacientes sin darse cuenta de que están actuando mal al exhibir cualquiera de estos comportamientos negativos, convirtiéndose en un hábito crónico y potencialmente perjudicial.

3. **Modifique su horario.** En mi práctica he encontrado a muchos clientes con los que para mí constituía un reto trabajar en los días y horas que menos me gusta trabajar. Tal vez es porque no estoy suficientemente descansada o me gustaría estar haciendo algo más divertido en lugar de estar en el trabajo. Con el tiempo, he descubierto qué horas y días me funcionan mejor y cómo reconocer cuándo es necesario tomarme un tiempo para mí misma. Debería usted considerar el ajustar su horario de manera que le permita tener las mejores experiencias y resultados posibles

con sus clientes.

4. **Aumente sus precios.** Una manera de deshacerse de algunos clientes no ideales es elevar sus precios. Esta acción retirará de su práctica a aquellos que se han estado quejando acerca de sus honorarios. Los precios más altos también atraerán a nuevos clientes que valoran más su tiempo y servicios y que le harán ganar más dinero. Si le preocupa perder algunos de sus clientes favoritos porque no pueden permitirse el aumento, sabemos que puede elegir hacer una excepción aquí y allá, o crear un programa o un paquete que mantendrá vigente las viejas cuotas.

Para ideas sobre paquetes que he empleado con gran éxito, revise mi libro **Maneras Gratuitas y Sencillas de Promocionar su Negocio de Masajes, Spa y Bienestar en EveryTouchMarketing.com**

Aunque aumentar sus precios puede no ser una opción si trabaja en el negocio de otra persona, siempre vale la pena conversar sobre esto con su jefe. Explique su perspectiva y razonamiento, podría sorprenderle el resultado.

> "Constantemente estamos siendo puestos a prueba a través de circunstancias, personas difíciles y problemas que no necesariamente creamos nosotros mismos."
>
> ~ Terry Brooks

5. **Rehabilitación del cliente.** A veces usted puede abordar eficazmente el conflicto como un primer (o último) paso antes de despedirlos de su negocio. En la conversación que sostenga con ellos deseará identificar el problema o conflicto, explicar por qué es un problema e identificar qué cambios o medidas específicas desea.

Este es un ejemplo de una conversación que tuve con un cliente que generalmente llegaba tarde a sus citas:

"Seth, realmente disfruto trabajando con usted y quiero que podamos seguir el tratamiento hasta que nos podamos deshacer de todas sus cicatrices de acné. Sin embargo, es realmente importante que empiece nuestras sesiones a tiempo. Cuando no lo hace, me atraso con todas las actividades que tengo durante el resto del día y me siento muy estresada. ¿Me podría ayudará a sentirme menos estresada llegando diez minutos antes de su cita, para que yo así pueda mantener mi agenda a tiempo?"

Cuando su cliente se siente apreciado y entiende exactamente lo que quiere o necesita de ellos para mejorar la situación, es más probable obtener los resultados que desea y transforma a esa persona en un cliente ideal. Si tal conversación no funciona, de todas formas, puede servir para allanar el camino, bien para enviarlos a otra persona, bien para no verlos nunca más.

Acompáñelos a la puerta

Aborde el asunto directamente. A pesar de sus mejores esfuerzos para cambiar o mejorar algunos hábitos y comportamientos del cliente, algunas personas no entienden el mensaje o no quieren adherirse a las nuevas políticas que ha establecido. Aunque muchos clientes se despedirán ellos mismos al optar por no adaptarse a un nuevo horario o nuevos precios, aún tendrá que lidiar con los que no lo hagan. En los casos en los que no pueda mejorarse la relación ni rehabilitar al cliente, deberá despedirlos. Despedir a un cliente no es necesariamente fácil, pero eso no significa que no sea necesario. Y, aunque este tipo de situación puede ser difícil o dolorosa, los despidos profesionales a menudo pueden ser manejados con delicadeza y compasión.

Si es posible, recomiéndeles otro profesional o empresa. Hace mucho tiempo aprendí a tener varias recomendaciones de personas en empresas iguales o parecidas a la mía por esta misma razón. Si conoce a alguien que sería el terapeuta perfecto para un cliente, que realmente puede ayudarles con el problema u objetivo que tienen (o que trabaja las horas en las que él quiere asistir o cobra un precio más bajo, está en su vecindario, etc.), entonces ofrézcale esta recomendación al cliente no ideal.

Ésta es una de las razones por las que animo fuertemente a todos los profesionales de servicios personales a mantenerse en contacto y crear una red de negocios con sus colegas, para que puedan conocerse y utilizar sus servicios entre ellos. Cuando ha experimentado el trabajo de otras personas, es capaz de recomendar con total confianza. A excepción de lo peor de lo peor, lo más probable es que nuestros " malos clientes " sean los clientes ideales de otra persona. Investigando un poco y trabajando sus relaciones, puede usted construir una buena red de recomendaciones dentro de su área o comunidad, y a menudo dentro de su propia empresa, si tiene varias personas que ejercen profesiones u ofrecen servicios relacionados al suyo.

¿Odia hacer masajes pre-natales? Encuentre a alguien a quien le encante trabajar con mamás y pídales que le envíen a todos los papás estresados. ¿Detesta hacer servicios de "cuidado mínimo de la piel" o servicios de bodywork? Envíe a sus clientes de relajación a quien realmente disfrute la aromaterapia en lugar de proporcionar tratamientos médicos basados u orientados a los resultados. También entre en contacto con otros profesionales que trabajen horas opuestas a las suyas o en diferentes vecindarios.

Esta es la historia de cómo le recomendé a un cliente no ideal a otra persona...

Shirley está enferma

Mi primer local estaba en un gimnasio de entrenamiento personal. Debido a su pequeño tamaño y sistema personalizado, había un grupo de miembros a los que conocí bastante bien antes de que se convirtieran en mis clientes. Una de ellos, Shirley, era una auxiliar de odontología con una carrera de más de treinta años y que había entrenado en el gimnasio durante bastante tiempo. Igual que a otros miembros, veía a Shirley en el gimnasio varias veces a la semana, así como en otras ocasiones fuera del trabajo. Charlábamos a menudo mientras ella estaba en la cinta, algo que me encantaba.

Desde que nos conocimos unos meses antes, Shirley había ido un par de veces a que le diera un masaje y ambas citas habían ido bien. Sin embargo, quizás porque teníamos esa relación casual, se sentía más cómoda conmigo de lo que habría podido sentirse con otra persona, lo que posiblemente provocó la forma en que se desarrolló la siguiente situación.

Shirley tenía una cita conmigo a las 9:00 un martes por la mañana, mi primera cita del día. Cuando llegó a su sesión yo estaba sentada en mi escritorio con la espalda hacia la puerta. Me di la vuelta cuando la escuché llegar y me sorprendió ver cómo se apresuraba a entrar en la habitación vistiendo un camisón de dormir. Cuando se arrastró hasta donde estaba sentada, le pregunté nerviosamente: "Cielos, Shirley ¿qué sucede?" Sin aliento, me   contestó: "He estado MUY enferma", y continuó contándome acerca de la enfermedad había tenido en los últimos días. Todo su cuerpo estaba débil, dolorido y cansado. "¡Alarma!".

"Shirley, ¿has tenido fiebre?" le pregunté.

"Ay, sí".

Houston, tenemos un problema. No puedo darle un masaje a una persona con fiebre. "¿Has tenido fiebre en las últimas 24 horas?"

"Si, hasta anoche", admitió, un tanto asustada.

Así que tranquilamente le dije: "Shirley, como ya sabes, está contraindicado darle un masaje a alguien que ha tenido fiebre en las últimas 24 horas. Creo que es mejor que reprogramemos tu cita".

Shirley hizo una pausa por un momento antes de decir nada. "Oh, pero pensé que el masaje me haría sentir mucho mejor y he estado esperando durante todo el fin de semana. Yo solo... (reteniendo las lágrimas) *realmente* quería sentirme mejor. ¿No puedes hacerlo?"

Lo que sucedió a continuación fue realmente impactante. Mientras las palabras de Shirley, llenas de emoción, fluían de sus labios, sentí un familiar sentimiento de culpa subiendo como espuma dentro de mí. Paralizada y queriendo evitar que el flujo de la culpa me ahogara, tartamudee: "Bien, está bien. Voy a hacer el masaje", tratando de tranquilizarme después de los inesperados acontecimientos.

Déjenme explicar.

La reacción de Shirley era una inintencionada pero idéntica interpretación de un comportamiento muy típico de mi madre, sobre todo cuando no conseguía lo que quería, y además estaba enferma, lo que sucedía a menudo. (¡Lo siento, mamá!) En un instante, Shirley se transformó delante de mis ojos en mi madre y yo accedí, intentando detener la montaña rusa emocional que se avecinaba. Sufrí una transformación inmediata, me convertí en una adolescente que no sabía cómo lidiar con la manipulación de su madre o de cualquier otra persona. En el mundo del masaje, le llamamos transferencia y contra transferencia.

Después de que yo básicamente violé mis propios límites y políticas dejé que Shirley entrara en mi mundo y, como consecuencia, me agotó. Al empezar a darle su masaje me sentí débil, cansada y totalmente drenada de energía. Mi cuerpo comenzó a experimentar una sensación febril y me dolía todo, incluyendo la garganta. De hecho, me sentía tan terriblemente que, a minutos de comenzar la cita, empecé a hacer una lista en mi cabeza de las personas a las que tenía que llamar cuando termináramos, mi médico y todos los clientes a los que les iba a cancelar la cita.

Cuando la sesión terminó, sentí que me iba a morir. Por el contrario,

Shirley prácticamente rebotó en la mesa y dijo: "Vaya, ¡me siento muy bien!" antes de salir por la puerta. Me derrumbé en el sofá de mi sala de espera antes de reprogramar las citas de todos mis clientes de ese día.

Cuando tuve oportunidad de pensar sobre todo lo sucedido, supe que necesitaba despedir a Shirley. Ahora bien, puede usted estar pensando que mi decisión de despedir a un cliente basándome en un incidente aislado fue un poco impetuosa. Había sido sólo una cita, una conversación y una enfermedad. ¿Cuál era el problema?

Tuve que despedir a Shirley porque reacioné frente a ella igual a como lo hubiera hecho con mi madre y eso no era bueno. De hecho, fue una respuesta muy desequilibrada por mi parte. Bueno, por parte de ambas, realmente. Aunque no de inmediato, me di cuenta de que sólo sería cuestión de tiempo antes de que Shirley atravesara mis fronteras otra vez y probablemente respondería de la misma manera malsana. A pesar de que me agradaba como persona y de que no había habido ningún otro tipo de incidentes o problemas, sabía que no podía verla como cliente.

Aquí está la conversación que tuvimos la siguiente vez que Shirley llamó para programar una cita.

"Shirley, lo siento mucho, pero no puedo programar más citas para masaje con usted. Realmente no sé cómo decir esto, pero la verdad es que me recuerda mucho a mi madre. Ella murió hace unos años y, lamentablemente, no nos llevábamos muy bien. Cuando le atendí la última vez y estaba usted enferma, surgieron algunos viejos sentimientos que me han resultado difíciles de tratar. Como consecuencia, simplemente no puedo continuar viéndola como a una clienta".

Luego de explicar por qué no podía verla otra vez, le recomendé a Shirley a una terapeuta que trabajaba conmigo y que pensé que sería una buena opción para ella.

No fue fácil y no, a Shirley no le gustó escuchar lo que tuve que decirle.

Ella no quería ver a otro médico y se esforzó bastante para convencerme (tratando de hacerme sentir culpable, otra vez). Sin embargo, estaba preparada y fue con la otra terapeuta. Espero que finalmente haya entendido.

No deje que lo golpee la puerta

No se sienta obligado a traspasar a sus clientes no ideales a otra persona. De hecho, hay algunas personas a las que no va a recomendarle a nadie. No debe recomendar a una persona con la que no desea trabajar porque le ha lastimado o maltratado. Esto puede ser contraproducente, crear mala voluntad o sentimientos negativos entre usted y sus colegas.

Cuando no pueda traspasar a alguien a otro negocio, ya sea debido a la falta de opciones o porque su comportamiento no le permitiría hacerlo, puede verse obligado a simplemente terminar su relación profesional. Este es un momento en el que normalmente no debe estar enojado ni condenar, sino que querrá dar razones o pruebas explicando por qué termina la relación. Algunas sugerencias:

• Ensaye lo que va a decir para que, cuando llegue el momento, esté preparado para intercambiar opiniones de una manera calmada y compasiva.

• Escriba un esquema con los puntos clave para no olvidar nada.

• Empiece por agradecerle a la persona por el tiempo que le ha dedicado a su negocio.

• Explique por qué siente que ya no puede atender sus necesidades (ex: dificultades con presentarse a sus citas, etc.)

• Tenga pruebas de respaldo si es necesario, pero deje de lado las culpas y las acusaciones

• Manténgase firme. Si ya ha pensado sobre esto y decide que debe pedirle al cliente que se vaya, manténgase firme.

He aquí un ejemplo de cómo podría sonar esa conversación:

"Bob, quiero darle las gracias por el tiempo que me eligió como terapeuta personal. Me siento sumamente agradecido.

Desafortunadamente, debido a las continuas dificultades con su horario, creo que sería mejor para nosotros poner fin a nuestra relación profesional por el momento. No creo que pueda satisfacer sus necesidades de agenda y espero que lo entienda."

RESUMEN

Terminar una relación profesional puede ser difícil, sin importar cuáles sean las circunstancias. Sin embargo, dejar ir a clientes no ideales le hará sentirse más feliz y más saludable, al mismo tiempo que lleva a su negocio a un mayor nivel de rentabilidad, rendimiento y calidad.

10.- CONCLUSIÓN

Independientemente de la profesión en la que usted esté, los productos o servicios que ofrezca, o incluso de si usted es dueño de la empresa o simplemente trabaja en ella, encontrar y mantener a los clientes perfectos hoy, mañana y para toda la vida es la clave para crear una carrera que le resulte agradable, gratificante y próspera.

Aunque he descrito lo que creo que son mis mejores propuestas para alcanzar y retener a sus clientes ideales, esto es sólo el comienzo. Utilice mis sugerencias para estimular su propia creatividad e indague continuamente qué es lo que hace que sus clientes se sientan impresionados, gasten, le recomienden a sus amigos y regresen. Hable con ellos a menudo sobre sus necesidades, deseos, gustos, disgustos, problemas y preferencias. Mantenga las líneas de comunicación abiertas y fomente sus opiniones a menudo.

Además, mire lo que están haciendo otras empresas para impresionar a su clientela, incluso si están en un negocio totalmente diferente. Hay muchos ejemplos de los cuales aprender. También puede averiguar lo que su competencia está haciendo, bien a través de sus recomendaciones o realizándoles una visita personal.

Asimismo, continúe preguntándose lo que usted necesita, lo que le gusta y lo que desea de su negocio y sus clientes. Al igual que sus clientes, sus preferencias y deseos pueden cambiar de vez en cuando. Lo que le apasiona hoy puede evolucionar y cambiar, al igual que su campo, área y clientes.

Estar solo en el negocio, ya sea por su cuenta, como parte de una compañía mayor o a la cabeza de una empresa en crecimiento, puede ser emocionante, enriquecedor y provechoso, ¡aunque no siempre sucede todo al mismo tiempo! Sin embargo, pese a las inevitables sorpresas y golpes a lo largo del camino, si puede concentrarse en hacer lo que le gusta con gente con la que le encanta trabajar, el paseo será mucho más placentero.

¡ES USTED UN PROFESIONAL!
¡MERECE TENER ÉXITO!
¡USTED PUEDE HACERLO!

Si le parece bien, me ENCANTARÍA escuchar cómo está creando experiencias increíbles para sus clientes de toda la vida. Por favor, escríbame si quiere al correo electrónico Felicia@Spalutions.com para su posible inclusión en un futuro libro o blog.

Gracias por su tiempo, atención e interés en lo que tengo que decir. Si este libro le ha resultado útil, por favor, compártalo con otros que usted crea que también lo disfrutarán, publique una reseña en Amazon o envíeme una nota para decirme qué fue lo que más le gustó ☺. También puede contactar conmigo online ☺.

Facebook - /FeliciaBrownLMBT   y **Facebook Page** - Spalutions
LinkedIn - /feliciaebrown
Twitter @FeliciaBrown

11.- UNA CARRERA PARA TODA LA VIDA
una entrevista con Benny Vaughn,
legendario masajista deportivo.

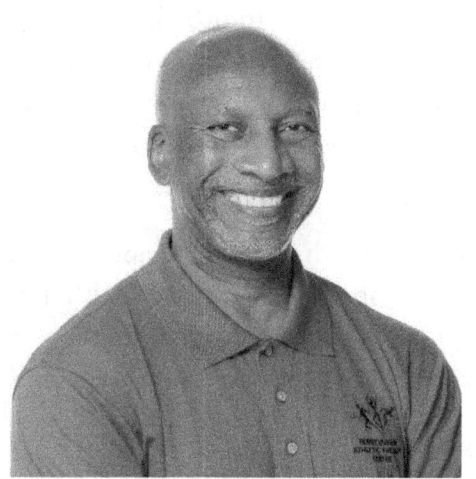

Benny Vaughn

Benny Vaughn, masajista terapéutico olímpico en cuatro ocasiones, ha sido durante más de cuatro décadas un referente en el ámbito del masaje terapéutico deportivo ortopédico en los Estados Unidos. La Revista MASSAGE Magazine lo nombró uno de los terapeutas más influyentes en los últimos 100 años por su contribución a las aplicaciones clínicas y formativas de la terapia de tejidos blandos y bodywork. Benny Vaughn comparte en sus clases sus más de 40 años de experiencia en terapia manual de tejido blando.

Desde que soy masajista terapéutica he estado oyendo hablar acerca de Benny Vaughn. Aunque al principio no sabía mucho sobre él, era obvia la veneración que sentían por él y por su gran experiencia. Aun así nuestros caminos no se cruzaron sino hasta hace unos años, cuando lo conocí en Atlanta. Aunque nuestra conversación fue breve, fue muy cordial y respetuosa.

Luego, uno o dos años más tarde, tuve la oportunidad de hacerle una entrevista para incluirla en un futuro libro. Aunque no estaba muy segura de lo que iba a escuchar en una entrevista sobre el negocio, ya que él es más conocido por su experiencia como masajista deportivo, en seguida descubrí que Benny había sido absolutamente magistral y meticuloso en el diseño de su boyante negocio.

Incluso si usted no es masajista terapéutico, esta entrevista le demostrará por qué Benny ha tenido tanto éxito, tanto como dueño de un negocio como siendo masajista profesional. Espero que le dé algunas buenas ideas sobre cómo crear una carrera exitosa, sin importar el campo en el que usted trabaje.

****

Soy Felicia Brown. Estoy hablando con Benny Vaughn. Bennie, hágame un favor. Como introducción, háblenos un poco sobre quién es usted, por qué es usted conocido, y demás.

Bueno, mi nombre es Benny Vaughn. Eso se deletrea B-e-n-n-y V-a-u-g-h-n. He sido masajista terapéutico desde 1976. Estoy en activo y lo que quiero decir con eso es que todavía voy a trabajar todos los días y doy masajes. Así es como me gano la vida.

¿Cuántos clientes ve al día o a la semana?

De media veo a siete clientes por día, a veces pueden ser hasta diez.

¡Cielos!

Y hago eso cinco días a la semana, así que puede hacer sus propios cálculos: tengo aproximadamente unas 35 a 45 sesiones a la semana.

¿Todas son citas para masaje o algunas son para entrenamiento personal o entrenamiento atlético?

Todas son masajes.

¡Cielos!

Ahora bien, incorporo mis conocimientos y habilidades de formación atlética en los masajes para realizar una evaluación ortopédica, a veces asesorando a un cliente sobre las medidas que debe tomar para resolver el problema, especialmente si necesitan ser traspasados a otros proveedores de salud, tales como acupunturistas, osteópatas, quiroprácticos, médicos y demás.

Fantástico. Entonces, ha dicho que ha estado ejerciendo por casi 40 años. ¿Cuál es el secreto para su longevidad y éxito en el negocio?

Hay cuestiones que ayudan a la longevidad y la primera es cuidar de uno mismo física y mentalmente. Eso significa entrenarse para dar masajes de la misma manera que un atleta se entrena para un evento deportivo.

Usted debería ejercitarse incluyendo tanto entrenamiento de fuerza, usando algo de resistencia, pesas o peso corporal, como entrenamiento de fondo o entrenamiento cardiovascular: caminar, correr, ciclismo, natación... cualquier tipo de actividad que le ayude a mantenerse en forma.

Así que mi primer secreto es que debe cuidar de usted de la misma manera en el que se cuida un atleta para prepararse para un evento deportivo. Número dos, y debo añadir flexibilidad, asegúrese de realizar estiramientos. Entonces: entrenamiento de fuerza, entrenamiento cardiovascular y flexibilidad, esas son las cosas que le permiten física y mentalmente hacer buen masaje, porque no está lastimado, no tiene ningún dolor.

El segundo secreto del éxito en mi práctica del masaje es hacer de cada sesión una gran experiencia para el cliente. Tiene que ser una buena experiencia a todos los niveles. Lo que ven, escuchan, huelen y sienten. Y lo qué quiero decir es, ¿cómo es el área en la que hace el masaje? ¿qué ven cuando entran en esa zona? ¿son colores calmantes? ¿ven fotos o cuadros? ¿ven la luz del sol? ¿ven cosas que los hacen sentirse bien? ¿el aroma es agradable?

A mí me gusta el enfoque neutral porque no siempre sabemos cómo responderá cada cliente, pero hay veces que puede usar un aceite esencial y un difusor para crear un aroma en la zona que sea propicia para una buena experiencia terapéutica. Yo los escojo muy, muy cuidadosamente. Evito velas muy perfumadas y aceites muy aromáticos, este tipo de cosas. Uso eucalipto, lavanda, menta y hierbabuena de vez en cuando. Desde mi punto de vista, un buen local olerá muy poco, para que se sienta un ambiente neutral.

La tercera clave para el éxito de la experiencia es lo que escuchan. Ponga música que motive al cliente, que lo ayude a sentirse relajado y querido y no siempre tiene que ser una música en volumen bajo. Yo pongo una gran variedad de lo que llamo música del mundo. La música que se escucha en mi local viene en siete idiomas diferentes y escojo lo que deseo según la hora del día y el cliente que viene.

Si sé que hay un cliente al que le gusta el Reggae, entonces tendré Reggae puesto cuando llegue. Si tengo un cliente al que le gusta el Blues, habrá Blues cuando venga a su cita. Y luego hay otros a los que les gusta cualquier tipo de música que sea diferente a lo que están acostumbrados a escuchar. En Texas, donde resido, pongo música Country & Western durante la temporada de rodeos, y la gente lo aprecia. Les transmitimos el estado de ánimo adecuado. En el día de San Patricio escuchamos música celta en el local. Durante las festividades de fin de año ponemos toda una variedad de música navideña en cinco idiomas diferentes.

Lo que sienten, la textura de las sábanas, de las toallas, de la mesa, de la silla en la que se sientan a ponerse sus zapatos, la textura del local, porque estamos en el negocio de las experiencias sensoriales y una buena experiencia sensorial se traduce en una buena sesión. Por lo tanto, es importante prestar mucha atención a cómo se ve su local. El ambiente perfecto sería uno en el que usted disfrutase estar y trabajar, así que dedíquele el tiempo y la dedicación necesarias.

Una de las cosas en las que me esmero es en que, en la zona de recepción, por donde las personas entran, no haya bordes con ángulos rectos en el escritorio o en las mesas. Todo es curvo o redondeado, porque invita a las personas a acercarse a la mesa para la historia que hago con ellos. Ayuda a las personas a sentirse cómodas. Ahora, eso bien podría ser algún tipo de Feng Shui y yo no estoy formado en nada de eso, pero lo que sí sé es lo que veo y lo que hace que la gente se sienta cómoda.

Estas son algunas cosas que he hecho en mi área de trabajo, que creo que contribuyen al éxito de una gran experiencia de masaje. Número 1: La entrada, y recuerde, la sesión de masaje ha comenzado mucho antes de que la persona se acomode en la mesa de tratamiento.

De hecho, comienza cuando habla con ellos por teléfono. Las frases que utiliza en el teléfono con ese cliente cuando está reservando la cita son el comienzo de la sesión de masaje. Yo uso frases como "espero poder trabajar con usted" o "yo puedo ayudarle", "he visto esto antes y podemos trabajar en ello". Utilizo frases que les dan esperanza antes de que siquiera lleguen a mi consultorio, así que la sesión ya ha empezado.

Luego viene el cliente. La puerta de su negocio, ya esté usted en un edificio o en una construcción independiente, me gustaría que fuera transparente, que el cliente pueda ver a través de ella el área a la que va a entrar. A veces eso requiere poner una puerta nueva, a veces esas puertas ya están ahí. Por lo tanto, puede ser una puerta de cristal por la que entre en el edificio que luego lleva a su local.

Por lo tanto, digamos que está en un local del edificio, y el edificio tiene puertas de vidrio para entrar al vestíbulo principal. Ellos ven el directorio y descubren que usted está en la Suite 210. Ahora tienen otra puerta que atravesar. Las puertas sólidas no son acogedoras, especialmente para el masaje. Así que, con el permiso del propietario, ponga un panel de visión en la puerta para que la gente pueda ver a dónde va. Esto reduce la aprensión y supone una gran diferencia cuando las personas saben, especialmente para el masaje, a dónde van. Además, así también puede mostrarles la belleza de su oficina.

Número 2: ponga una alfombra que diga 'bienvenido' en la parte delantera de la puerta, puede ser de color azafrán, algo que sea muy relajante y acogedor. Yo utilizo un color azafrán, tengo una alfombra en la puerta de mi local y tengo un panel de visión para que la gente realmente pueda ver hacia dentro del mismo. O sea, no pueden ver el espacio real de donde doy el masaje, pero sí la oficina donde tengo mi escritorio para registrar sus datos, y se sienten acogidos.

Todos los bordes de las mesas están redondeados, así que cuando se acercan no se sienten intimidados. Al contrario, estarán cómodos. En la sala de espera, y no es realmente una zona de espera debido a que una gran parte de mi éxito en mi negocio de masajes es que siempre empiezo a tiempo. Empiece a tiempo. O sea, en principio eso no parece significar mucho, pero piense un momento en todos los servicios a los que vamos y que nunca comienzan a tiempo. ¿Por qué, si tengo una cita con mi doctor, me veo obligado a sentarme en la sala de espera? Recuerde que la sala de espera es una creación de los médicos. Nosotros no necesitamos un área de espera.

Tengo un área que llamo la zona de lectura. Tengo una zona de lectura para que, cuando una persona llega muy temprano, pueda sentarse cómodamente ahí. Es esencial que tenga material de lectura actualizado. Si va a poner periódicos o revistas, ponga algo actualizado, de no más de dos meses de antigüedad, y nada de hace dos años o más, lo que vemos tan a menudo en los consultorios médicos. Incluso en la oficina de mi doctor hay una revista de Time de hace siete años. Ni siquiera me atrevo a tocarla. Imagínense, ¿cuántas personas enfermas han tocado esa revista? Piense en ello.

Por lo tanto, ponga material de lectura actual en su negocio, porque cuando presta atención a detalles como esos, usted y su negocio se hacen más exitosos, porque sus clientes prestan atención a esos detalles. Notan que a usted le importan lo suficiente como para prestar atención al material de lectura actual. Por lo tanto, tengo una zona de lectura, no una zona de espera. Porque tan pronto como les dice a las personas: "Bien puede sentarse a esperar aquí, en la sala de espera", ellos ya tienen la idea de: "Oh, tendré que esperar. Pensé que mi cita era a la 1 y no a las 2." Por lo tanto, yo la llamo el área de lectura y me esmero en que sea un área cómoda, porque a veces puede que su cliente traiga un amigo con él y necesitan un lugar cómodo, mientras la persona recibe un masaje.

El éxito de la sesión está en la sala de tratamiento, o en crear una buena experiencia. Yo uso una máquina de sonidos Oasis en la oficina. Normalmente está tocando sonidos de olas rompiendo en la playa o algún tipo de sonido similar, pero con muy poco volumen para que se escuche este agradable sonido ambiental que es muy relajante. Tengo música apropiada en toda la oficina y las mesas de tratamiento tienen calefacción.

Uso un paño eléctrico debajo de la falsa piel de cordero y luego pongo la cobija para cubrir la mesa, etc. Es decir, incluso en verano, cuando uno piensa que hace bastante calor, cuando los clientes están acostados en una mesa en una sala con aire acondicionado pueden sentir frío. O sea, es más fácil enfriar a una persona que intentar calentarla. Preste mucha atención a la temperatura del cliente y adáptela adecuadamente para que se sienta cómodo y confortable. Yo controlo la temperatura de las mesas, están cubiertas con la piel de oveja y una suave cobija de franela. Asegúrese de que todas sus cobijas son agradables al tacto y tenga toda una selección a mano.

Escoja las cobijas para cubrir la mesa de manera apropiada. Las que a mí me gustan son unos edredones que hace una empresa de Internet cuyo nombre no recuerdo ahora mismo. Hacen muy buenas cobijas, son hechas a mano en los Estados Unidos y no en Pakistán o algún otro lugar en donde al parecer no utilizan las mismas medidas que nosotros, ya que las he usado antes y no tienen ángulos rectos ni el mismo tamaño… lo siento. Estoy siendo etnocéntrico o algo así, pero simplemente estoy diciendo la verdad. Las cobijas que se hacen son de pésima *calidad y punto.*

Estas cobijas a las que me refiero están hechas en una comunidad de Maine, New Hampshire, por estadounidenses. Están cosidas a mano y son realmente buenas. Les pido disculpas, pero no recuerdo el nombre en este momento. Se lo puedo enviar después. Hacen una cobija llamada quiltforter. Es como un edredón y un acolchado combinado, mucho más ligero. Tiene una textura increíble, suave, porque están hechas con algodón orgánico. Desgraciadamente, la última vez que hablé con ellos me dijeron que estaban pensando en descatalogarlos porque requiere de una mano de obra intensiva. Realmente espero que cambien de opinión, porque muchos terapeutas como yo continuamos llamando para pedirla. Pero encuentre una manta que sea cómoda y que ayuda a las personas a mantener el calor y a sentirse bien.

¡¡Por favor, haga una pausa o tome un poco de agua cuando lo necesite!! ☺

Estas son las cosas que marcan la diferencia. Ahora vamos a hablar acerca de cómo ganar dinero dando masajes. ¿Cómo lo vuelvo un ingreso fijo? Tengo un buen ingreso anual, lo veo cuando presento mi declaración de impuestos. Quiero decir, nos mantiene a mí y a mi familia. Tenemos un hogar, tenemos autos y todo se paga con los masajes. Por lo que su estructura de tarifas debe ser el primer punto. Tiene que decidir cuánto quiere cobrar y eso, realmente, sólo usted puede decidirlo.

Es decir, algunos dirían que tiene que ver con lo que el mercado está pagando y esto y lo otro y le aconsejarán todas estas fórmulas y hablarán sobre cuánto ganan los terapeutas de masaje en otros condados... pero nada de eso importa en realidad. Todo ese tipo de cosas vienen de las teorías de posgrados que los estudiantes de posgrados tienen que estudiar para justificar esos mismos posgrados. Puede que funcione en las fábricas y en la construcción de edificios, pero no en el masaje. Usted debe cobrar lo que crea que debe cobrar y la gente que sienta que quiere pagar eso, vendrá. Así de simple.

Sí, no va a poder darle masajes a todo el mundo y, de todos modos, no podría, porque no hay suficiente tiempo en el día ni tiene la fuerza o la voluntad de hacerlo. Pero usted tiene que decidir cómo tener una vida cómoda, pagar su alquiler, la hipoteca de su casa, viajar, hacer las otras cosas que debe hacer, pagar los seguros o lo que se necesite y éste es sencillamente el punto de partida para calcularlo. Así que decidí... bueno, quisiera ponerlo esta manera: cuando comencé a dar masajes en 1974, me pagaban 3,00 dólares por un masaje de 30 minutos.

¡Vaya!

Y obtenía 7,50 dólares por un masaje de una hora. Así es, 7,50 dólares y 3,00 dólares por un masaje de 30 minutos. No recuerdo cuál era el salario mínimo en 1974, pero creo que lo que yo recibía era apenas un poco más que el salario mínimo y yo lo consideraba un trabajo interesante. Trabajaba en un club deportivo y eso era lo que me pagaban. Daba como 12 o 14 masajes de media hora al día. Era un trabajo tipo fábrica, pero invertí un montón de horas, adquirí muchísima experiencia. Si hacía 14 masajes de media hora en el curso de un día, ganaba ... ¿cuánto es eso? aproximadamente 42,00 dólares, ¿no es así?

No soy buena con las matemáticas. 42,00 dólares.

Sí, y yo estaba feliz ganando eso. Y así, de ganar 7,50 dólares luego progresé a 10,00 dólares por una hora de trabajo de masaje y ahora estoy cobrando 180,00 dólares por una primera visita, seguida por sesiones de terapia individuales de 130,00 dólares. Además, la manera en la que usted puede conducirse hacia el éxito financiero es vender cuentas pre pagadas. Solía llamarlas paquetes, da igual. Simplemente a mí me gusta más el nombre de cuentas pre pagadas. Les ofrezco cuentas pre pagadas a mis clientes, lo que significa que me pagarán por adelantado para conseguir un descuento sobre la tarifa normal.

¿En cuánto diría usted que se reduce el precio, en promedio? Digamos que alguien compra un paquete de prepago de 20, ¿de cuánto sería el descuento?

Así es como yo lo hago: una sola sesión cuesta 130,00 dólares. La mejor cuenta pre pagada que le ofrezco a mis clientes es la que llamo Cuenta Platino y cuesta 880,00 dólares por ocho sesiones, por lo que una sesión costaría 110,00 dólares. Por lo tanto, está ahorrándose 160,00 dólares en total.

Lo entiendo.

Entonces, al hacer esto, si cobro 130,00 dólares por una sola sesión y en el paquete les cobro 110,00 dólares, ahorran 160,00 dólares al adquirir la Cuenta Platino. También tengo una Cuenta Oro con seis sesiones a 115,00 dólares cada una y una Cuenta Plata con cuatro sesiones a 120,00 dólares cada una. Como ven, todo depende de lo que quieran invertir. A veces le diré a la persona: "Estoy seguro que este particular objetivo lo podremos alcanzar en cuatro sesiones", y les sugiero adquirir la Cuenta Plata.

Les dio esos nombres de Platino, Oro y Plata, como una forma de darle una idea a sus clientes sobre los servicios. Eso les hace sentirse bien. Hábleme sobre otra herramienta de marketing que haya usado con ese tipo de cuentas. Algo que le haya ayudado a crear una buena impresión, a que la gente se sienta especial.

Los nombres hacen una gran diferencia. Cuando viajan en avión todo el mundo quiere ser Platino, Platino Ejecutivo, VIP lounge, Sala de Almirantes, Salón del Rey y todo este tipo de cosas. Las personas merecen sentirse importantes porque son importantes. Por lo tanto, uso los términos Platino, Oro y Plata. A veces se puede utilizar también el nombre Cuenta VIP y una de las otras maneras en las que yo he modificado esto es utilizando una Tarjeta de Firma.

Las Tarjetas de Firma tienen un lugar para poner el nombre de la persona, tal vez su dirección, su número de contacto y luego tiene 10, 15 o 20 líneas en donde puede firmar. Se deben imprimir en una cartulina de buena calidad, elegante y que parezca cara. Es necesario que lo vean y sientan como algo importante para ellos. Una persona puede pagar por adelantado un tipo de programa Platino Ejecutivo o Platino Ejecutivo VIP. Digamos que usted los enlista en el programa Ejecutivo Platino, que tiene 20 sesiones, ahora que están recibiendo 20 sesiones a 100,00 dólares cada sesión. Por lo tanto, pagarán 2.000 dólares por adelantado por su Tarjeta de Firma.

Así, al salir de su cita, puede registrar las visitas sellando y firmando la Tarjeta de Firma. Ellos ya pagaron, pero el hecho de que tengan que firmar le agrega otro nivel de importancia Platino Ejecutivo VIP, además de que le permite al cliente ver la progresión, porque ve su firma cinco veces y luego diez veces y luego 15 veces y, cuando la ven 17 veces y sólo quedan tres, es cuando usted, empresaria exitosa y profesional del masaje, les dice: "¡Vaya! Ya lleva 17 sesiones. Su Tarjeta está a punto de expirar ¿Quiere renovarla antes de que llegue a los 20 hoy mismo para ahorrar tiempo?"

Por lo tanto, puede utilizarse como una herramienta para ayudarle a recordar que es el momento para una tarjeta adicional. La tarjeta y todo el proceso de firma se debe hacer donde sea fácil y agradable, lo que significa que deberá invertir en útiles de escritura de muy buena calidad. Puede ir a Office Depot, Office Max y comprar buenas plumas. Adquiera unas con tinta de gel porque escriben muy suave. Compre una negra, una azul… yo tengo una morada, porque el violeta se ve muy elegante, y asegúrese de que tiene plumas que escriban muy bien. Que valga la pena la inversión. También puede invertir en un portapapeles elegante, puede conseguirlo en la papelería. Invierta en uno elegante y bonito de piel sintética que tenga un cojín para apoyar la muñeca y un soporte en la parte superior para la pluma. Normalmente sólo se los abro para que ellos puedan seleccionar la pluma y luego les doy la tableta para que puedan firmar su tarjeta o rellenar un cheque.

Asegúrese de que cuando le pide su dinero a las personas, cuando les solicita que le den un cheque, ésta sea una excelente experiencia para ellos. Los bolígrafos que no escriben, que son baratos, le restan valor al evento y transmite a la persona la idea de que realmente no le interesa lo suficiente como para prestar atención a los detalles como ese. Vaya a cualquier banco y trate de escribir algo con esos bolígrafos baratos que usan. Nunca lo he entendido. Se trata de un banco, les estoy dando mi dinero y ustedes tienen un bolígrafo que apenas escribe amarrado a una cadena barata que generalmente está rota o algún niño la ha estado masticando. Me vuelve loco. Quiero decir, con razón el Bank of America tiene problemas. ¡No está prestando atención a los detalles!

Bien, todo está en los detalles. Una de las cosas de las que realmente quiero que hable, aunque ya ha comentado un par de ellas, es mi lema: "Todo lo que toca un cliente es marketing". Como estas pequeñas cosas de las que habla, la pluma, el papel, la puerta de vidrio para que vean su local, el hecho de que el bote de basura esté vacío y no medio lleno… ¿Cuáles son algunos de los otros detalles que tiene en su local y que están diseñados para que sus clientes se sientan especiales o que simplemente lo hacen diferenciarse de la competencia? ¿Qué les hace pensar que están pagando lo que podría parecer un precio Premium, pero que están obteniendo todo su valor a cambio?

Sí, claro, cada persona recibe una pequeña botella de agua fría antes de su partida. Por lo tanto, pueden llevarla y tomársela mientras están en sus vehículos y, por supuesto, tienen toda el agua que necesiten en la oficina porque tengo refrigeradores, pero es importante que cada persona obtenga una pequeña botella de agua para llevarse. Puede ir a cualquier almacén como Costco y comprar cajas de agua embotellada de muy bajo costo. Es una muy buena inversión.

También, para cuando van saliendo, ofrezco y utilizo los caramelos de jengibre mentolado de Trinidad, que son un éxito. Muchas personas realmente aprecian esos caramelos de jengibre. En el pasado tuve otro tipo de bombones de menta, que colocaba en la mesa de tratamiento para que los clientes los tomaran mientras se estaban preparando. En fin, tengo caramelos de jengibre y agua embotellada al alcance de la mano.

Otra regla en mi local es que, cuando el cliente sale, siempre lo acompaño a la puerta y la abro para ellos, sin importar si es un hombre o una mujer. Cuando salen, les abro la puerta y les agradezco su visita, con especial atención cuando me pagan o me dejan un cheque. Sólo acepto cheques o dinero en efectivo. La mía es una zona libre de plástico. No acepto tarjetas de crédito, tarjetas de débito, tarjetas de Sears ni tarjetas de seguro. Mi negocio se maneja con efectivo y a las personas no les importa pagarme en efectivo por una buena experiencia y un buen servicio.

Así que les abro la puerta, les doy su agua embotellada, su caramelo de jengibre, si así lo desean, y les doy las gracias. O sea, cuando la transacción financiera se lleva a cabo, la forma en que acepto el dinero o el cheque es que sostengo el cheque con las dos manos, entre mi pulgar y mi dedo índice, en cada esquina, y con él delante de mí me inclino ligeramente para darles las gracias. Esa costumbre la tomé prestada de la cultura japonesa.

Las veces que he estado en Japón, me he sentido fascinado por el compromiso que tienen en su cultura de servicio del uno al otro y a la gente, así que adopté esa característica. Sujeto las tarjetas con las dos manos, me inclino y le doy gracias.

También lo hago si me dan un billete de 100 dólares, 20 dólares o 10 dólares, tengo el dinero en mis manos, inclino la cabeza y doy las gracias. Son esas cosas las que marcan la diferencia.

Porque, piense en cuántas veces ha ido a una cafetería o un lugar donde el empleado le está ayudando y hay un tarro para propinas. Le preparan su yogurt o lo que sea y esperan que usted ponga el dólar en el tarro y no le dicen nada. No dicen: "Gracias, que tenga un buen día, se lo agradezco". Nada. No sé a usted, pero a mí me saca de quicio. Entonces, cuando me planteo dejarles algo, pienso ¿por qué molestarme?

Cierto.

A las personas les gusta que se les reconozca cuando pagan. Si usted está pagando el arreglo de su auto o si para ir a la sala de cine, esta idea de aceptar dinero y no demostrar su agradecimiento en esta economía y con tanta gente sin trabajo… Es mejor que aprenda cómo agradecerles sus pagos a sus clientes y a darles las gracias por escribir un cheque y por pagarle. Es que me vuelve loco.

Quiero decir, estoy tratando de hacer algo bueno y esos chicos trabajan duro detrás del mostrador, entonces les ofrezco, "hey, aquí pongo esto para ti" y ellos no dicen nada. Absolutamente nada. Siguen atendiendo al siguiente cliente, y al siguiente… uno nota ese tipo de cosas. En fin...

No, eso es genial. Benny, con todo el éxito que tiene, ¿podría decir que alguna vez ha cometido algún error de marketing?

Sí, comprar espacio publicitario en prensa. Olvídese de los anuncios de periódico y las Páginas Amarillas, especialmente ahora en este tiempo con el Internet. ¿Quién usa las Páginas Amarillas ahora?

Cierto.

Cualquiera que trate de venderle un anuncio para las Páginas Amarillas ha estado dormido durante 30 años o algo así. Así que, sí, publiqué anuncios en periódicos, Páginas Amarillas, revistas locales y ninguno me consiguió ni un solo cliente durante todos los años que lo hice. Al final, mi publicidad fue de boca en boca, porque la gente tenía una buena experiencia y una buena opinión que compartir.

Cierto.

Así que ofrézcale una buena experiencia a sus clientes y deje que esa sea su mejor marketing. Trate a esa persona como si fuera el único cliente que tiene, porque cuando usted comienza, bien podría ser el único cliente que tuviera y luego usted crecerá a partir de ahí. Fabrique una buena experiencia, ya sabe, empiece a tiempo, termine a tiempo.

Terminar a tiempo es igualmente importante porque las personas tienen horarios ocupados, tienen que ir a otros lugares, tienen cosas que hacer y, contrariamente a la creencia popular, no todo el mundo quiere acostarse sobre la mesa durante cinco horas y recibir un masaje porque nosotros creemos que es grandioso. Tienen otras citas, por lo tanto, aprecian cuando usted les permite llegar a tiempo a sus demás compromisos. Así que empezar a tiempo es importante, pero terminar a tiempo es igualmente importante. Tienen que ir al aeropuerto, tienen recoger a sus hijos de la escuela… en fin, un centenar de cosas.

Y entonces, ¿qué debe hacer si alguien llega tarde? Porque ocurren cosas, el tráfico, los accidentes, cosas así. Usted mantiene el tiempo contratado. No utiliza el tiempo del próximo cliente porque esta persona desafortunadamente llegó tarde, porque en cuanto lo hace, estará motivando a ese cliente para llegar tarde. Motive a sus clientes para llegar a tiempo.

Me atrevería a decir que el 85% de mis clientes se presentan de 15 a 25 minutos antes de sus citas porque simplemente les gusta estar en este local. Se sientan en la zona de lectura, hojean las revistas más recientes, escuchan excelente música y se sienten cómodos. Creo que soy uno de los pocos negocios a donde las personas llegan antes de su cita y creo que algunos lo hacen porque piensan que, si empiezo un poco antes, conseguirán un poco de tiempo extra, y eso es bueno.

Así que, en el momento en el que empiece a hacer las cosas como tal y cual, el cliente A llega con 15 minutos de retraso, pero quiero darle su hora completa, así que ahora voy a utilizar parte de la hora del cliente B y ahora el cliente B tendrá que esperar, el cliente B no está feliz porque tenía que estar en el aeropuerto en un momento determinado y eso le causa atrasos… Yo aprendí estas cosas a las malas y me costó entenderlo. Quiero decir que cometí errores y tomé malas decisiones acerca del tiempo en la primera parte de mi carrera, hasta que lo entendí, lo aprendí a las malas y lo estoy compartiendo para que usted no tenga que aprenderlo de la misma forma. Así, cuando empecé a utilizar el tiempo de otras personas y cuando empecé a dejar que llegaran tarde y no hacía nada al respecto, me metí en problemas. Por lo tanto, ahora los motivo para que lleguen a tiempo porque saben que estaré listo para ellos y saben que terminaremos a tiempo.

Excelente. ¿Cualquier otro consejo que pueda compartir en relación a cómo hacer crecer una profesión o tener éxito? ¿Qué fue lo que dijo ayer? Usted lo llamó autoestima profesional. ¿Le gustaría añadir algo antes de terminar?

Sí, la autoestima profesional, la manera de ganarse y mantener la autoestima profesional. Debe ir a conferencias y convenciones sobre la industria del masaje, continuar educándose para que pueda mantenerse inspirada, para que su creatividad pueda inspirarle, para que pueda tener oportunidad de crear redes de trabajo y colaborar con sus colegas en otras partes del país y el mundo con ideas que pueden ser provechosas y útiles para usted si las adopta. También deberá buscar un intercambio de información útil para ahorrarse tiempo entre los puntos A y B.

La autoestima profesional se impulsa al continuar su formación, si usted está continuamente leyendo libros, artículos de revistas, acudiendo a talleres, habla y colabora con otros masajistas terapéuticos en la zona, va a reuniones locales para hablar de varios tipos de casos, esas cosas construyen su autoestima profesional, la harán sentirse cómoda con sus habilidades y conocimientos, para saber cuándo hablar y cuándo no hacerlo, y tendrá autoestima profesional cuando otras personas en el campo de la salud y bienestar se dirijan a usted y le envíen a gente recomendada porque ven su actitud y han oído hablar de usted a través de sus clientes satisfechos y han visto que usted es alguien que podría ayudarlos con este reto que tienen.

Y al crear y mantener una autoestima profesional a través de la educación continua y estimulando su lado creativo, también estará alimentando su alma, porque la educación nutre el alma.

Gracias Benny. ¡Ha sido ciertamente revelador!

"Las cosas simples y sencillas pueden tocar el corazón ¡con mucha facilidad! Si puede ser simple y sencillo, ¡podrá tocar todos los corazones!"

~Mehmet Murat Ildan

¡DESCARGUE SUS RECURSOS GRATUITOS!

Visite www.CreatingLifetimeClients.com **y haga clic en la pestaña "Recursos Gratuitos" para descargar recursos GRATIS para su libro. ¡No necesita ningún código!** Obtendrá hojas de tamaño completo con todos los ejercicios incluidos en el libro, que podrá imprimir y utilizar una y otra vez mientras su negocio crece y cambia. ¡Descárguelos ahora para poder utilizarlas mientras lee!

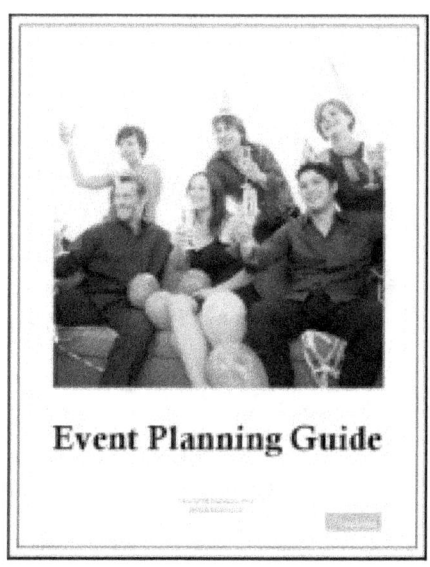

Como un regalo extra, también incluyo varias ofertas y descuentos adicionales en empresas de la industria de los masajes y spas, ADEMÁS de una **Guía De Planificación De Eventos GRATIS** – ¡ideal para la organización de eventos y promociones!

Los eventos realizados sin una cuidadosa planificación no suelen traer muchos visitantes, no generan el interés de los medios ni significan ventas adicionales. Esta detallada guía le ayudará a prepararse para realizar muchos eventos exitosos en su negocio. ¡Disfrute!

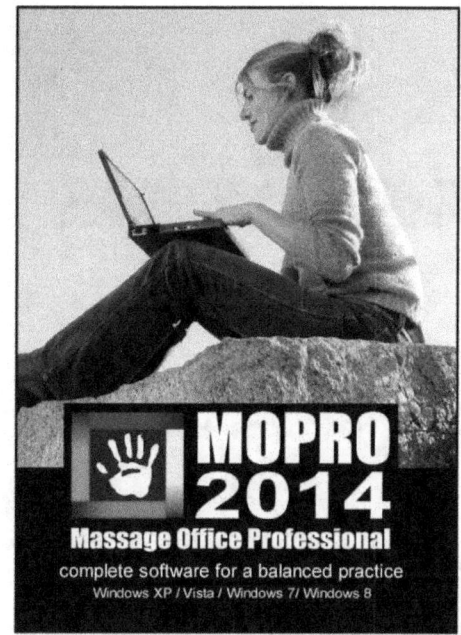

OFERTA ESPECIAL - SOFTWARE CLINIC SENSE

Obtenga una prueba GRATIS y ahorre 75 dólares en los planes GROW Y PRO - Este software de administración es el favorito de miles de terapeutas y clínicas pequeñas.

Simplemente vaya a https://clinicsense.com/spalutions para obtener GRATIS la prueba y los descuentos.

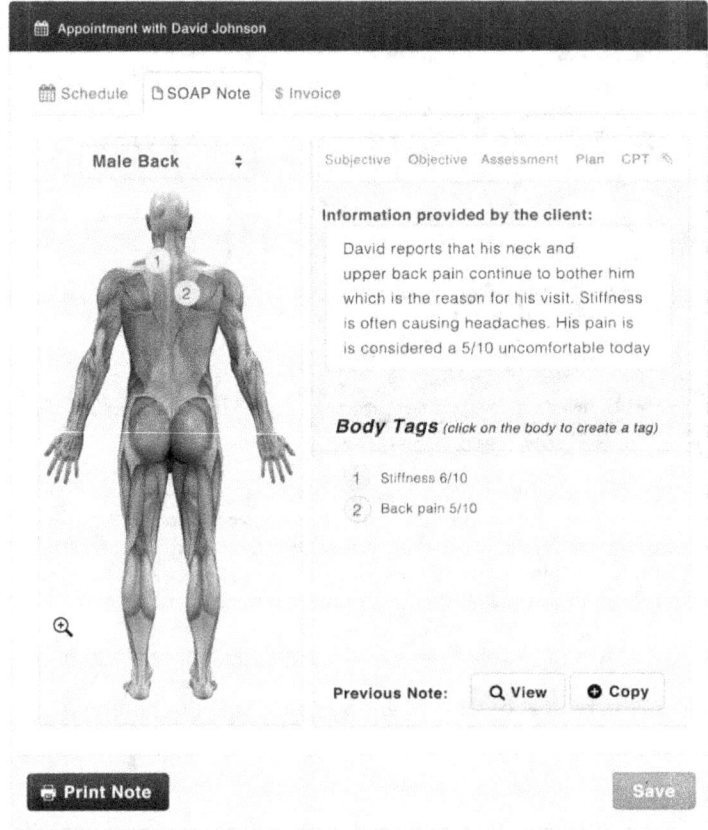

ACERCA DE LA AUTORA

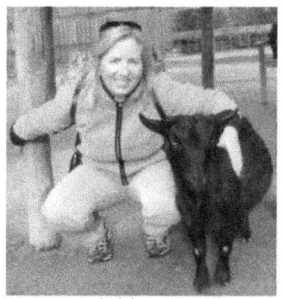

Felicia Brown, masajista y terapeuta corporal acreditada, es la dueña de *Spalutions!*, (www.Spalutions.com) y ofrece coaching de negocios y marketing para profesionales en la industria del masaje, spa y bienestar. Le apasiona inspirar a otros y su filosofía, que lleva a la práctica, es la de compartir su conocimiento y experiencia con otra gente, para que pueda lograr el éxito en todos sus esfuerzos personales. Esta práctica de "competición en la cooperación" ha sido una piedra angular de su carrera desde que se convirtió en masajista terapéutica en 1994.

Durante su carrera, Felicia ha ganado numerosos premios a su capacidad y emprendimiento empresarial, incluyendo los siguientes: **2014 Best Massage Therapist of the Triad(Mejor Terapeuta de Masaje de la Tríada), 2011 Volunteer of the Year (2011, Voluntaria del Año)**, (*Conferencia Americana de Masaje*); **2009 Spa Person of the Year** (2009 Persona Del Año de la Industria del Spa (*Asociación Day Spa*)), **2005 Small Business Person of the Year** (2005 Pequeño Empresario del Año (*Cámara De Comercio de Greensboro)*, **Top Entrepreneurs of 2009/Top 25 Movers & Shakers of 2008 (**Mejores Emprendedores de 2009 y los 25 Movers y Shakers más Populares del 2008 (*Revista Business Leader*)), **2007 National Volunteer Committee of the Year** (2007 Comité Voluntario Nacional del Año (*Asociación Americana de Terapia de Masaje*), **2004 Women in Business** (2004 Mujeres en los Negocios (*Revista Business Journal*)), y **2003 Forty Leaders Under Forty** (2003 40 Líderes de Menos de 40 (*Revista Business Journal*)).

Este es el cuarto libro de Felicia. Desde que salió su primer libro, ha publicado *Reflections of My Heart: A Poetic Journey of Love, Life, Heartbreak and Healing* (*Reflexiones De Mi Corazón: Un Poético Viaje De Amor, Vida, Desamor Y Sanación*) y *The Sunflower Princess: A Healing Fairy Tale* (*La Princesa del Girasol: Un Cuento de Hadas Para Sanarte*). Además, escribe regularmente en el blog de Felicia, **www.ZenVersusZin.com**, que documenta su viaje de exploración de la sobriedad.

Felicia vive en Greensboro, Carolina del Norte. En su tiempo libre, Felicia compite de forma amateur como triatleta y le encanta leer, cocinar, hacer ejercicio, pasear con sus perros y vivir aventuras de todo tipo.

www.ingramcontent.com/pod-product-compliance
Lightning Source LLC
Chambersburg PA
CBHW070145290526
45789CB00002B/642